河南省科学技术协会科普出版资助　中原科普书系

叩问疾病揭秘健康医学科普丛书

河南省医学会组织编写

丛书主编　刘章锁　王　伟

肾脏病百问百答

本册主编　刘章锁

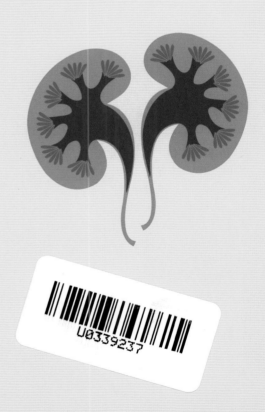

郑州大学出版社

图书在版编目（CIP）数据

肾脏病百问百答 / 刘章锁主编 . —郑州：郑州大学出
版社 , 2022.1
ISBN 978-7-5645-8345-3

Ⅰ . ①肾… Ⅱ . ①刘… Ⅲ . ①肾治病—诊疗—问题解答
Ⅳ . ① R692.44

中国版本图书馆 CIP 数据核字 (2021) 第 235940 号

肾脏病百问百答

策划编辑	韩　晔　李龙传	装帧设计	张　伟
责任编辑	李龙传	插图设计	李　霓
责任校对	张彦勤	责任监制	凌　青　李瑞卿

出版发行	郑州大学出版社	地　　址	郑州市大学路 40 号（450052）
出版人	孙保营	网　　址	www.zzup.cn
经　销	全国新华书店	发行电话	0371-66966070
印　刷	河南文华印务有限公司		
开　本	710 mm×1010 mm　1/16		
印　张	15	字　　数	246 千字
版　次	2022 年 1 月第 1 版	印　　次	2022 年 1 月第 1 次印刷

| 书　号 | ISBN 978-7-5645-8345-3 | 定　价：49.00 元 |

本书如有印装质量问题，请与本社联系调换。

编写委员会

叩问疾病 解密健康科普丛书

名誉主编　阚全程

主　　编　刘章锁　王　伟

编　　委（以姓氏首字笔画为序）

于建斌　王广科　刘宏建　刘章锁

许予明　孙同文　李修岭　谷元廷

宋永平　张凤妍　张守民　张国俊

张祥生　张瑞玲　陈小兵　郑鹏远

赵洛沙　秦贵军　高　丽　郭瑞霞

黄改荣　曹选平　董建增

秘　　书　刘东伟　潘少康

办公室

主　　任　王　伟

副主任　崔长征　胡建平

牵头单位　河南省医学会

河南省医学会医学科学

普及分会第四届委员会

编写委员会
肾脏病百问百答

名誉主编　　陈江华

主　　编　　刘章锁

编　　委（以姓氏首字笔画为序）

王　沛　郑州大学第一附属医院
王俭勤　兰州大学第二医院
甘　华　重庆医科大学附属第一医院
朱晗玉　解放军总医院
刘东伟　郑州大学第一附属医院
刘必成　东南大学医学院
孙　林　中南大学湘雅二医院
李贵森　四川省人民医院
杨　莉　北京大学第一医院
陈　崴　中山大学附属第一医院
陈丽萌　中国医学科学院北京协和医院
周丽丽　南方医科大学南方医院
郝传明　复旦大学附属华山医院
胡　昭　山东大学齐鲁医院
姚　丽　中国医科大学附属第一医院
夏　天　天津医科大学第二医院
徐　钢　华中科技大学同济医学院附属同济医院
韩　飞　浙江大学医学院附属第一医院
程　虹　首都医科大学附属北京安贞医院
曾彩虹　东部战区总医院

编写秘书

潘少康　郑州大学第一附属医院

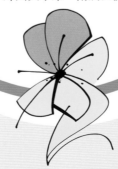

前言

随着社会发展，人类疾病谱发生了变迁，慢性非传染性疾病已经成为威胁人类健康的重要公共卫生问题之一。慢性肾脏病因其发病率高、并发症多、医疗花费高、死亡率高、知晓率低等特点，已成为主要慢性病之一。权威流行病学调查显示，我国慢性肾脏病患病率高达 10.8%。依此估算，我国慢性肾脏病罹患人数超过 1.2 亿。更为严峻的是其致残致死率增速排在所有慢性病之首，而知晓率却不足 20%。因此，加强慢性肾脏病防控已迫在眉睫、刻不容缓。

《国务院关于实施健康中国行动的意见》中提出："人民健康是民族昌盛和国家富强的重要标志，预防是最经济最有效的健康策略。"党中央作出实施健康中国战略的重大决策部署，强调"坚持预防为主，倡导健康文明生活方式，预防控制重大疾病"。加快推动从以治病为中心转变为以人民健康为中心，动员全社会落实预防为主方针，实施健康中国行动，提高全民健康水平。

紧抓病因的一级预防，作为疾病预防的重要环节，对慢性肾脏病的防控工作至关重要，这不仅需要医务工作者的全程管理，更需要社会和大众的积极参与。从防入手、以防代治。呵护肾脏健康，共建和谐生活，科学普及是重要工具。

医学科普是国家健康战略的重要抓手。 大众缺乏对疾病认知的基本知识，导致疾病发现晚、诊断晚、治疗迟，同时，"重治轻防"模式加剧了社会医疗负担。科学普及是疾病防控的重要一环，如何提高人们对疾病的认知、如何提高患者的自我管理、如何避免疾病的危险因素等，均需要科普工作来实现。

医学科普是社会氛围进步的重要手段。 习总书记强调，科技创新、科学普及是实现创新发展的两翼，要把科学普及放在与科技创新同等重要的位置，普及科学知识、传播科学思想，在全社会推动形成讲科学、爱科学、学科学、用科学的良好氛围。这也要求我们医务工作者，不但要会看病，还要会科普。

医学科普是医患关系和谐的黏合良剂。 医学科普在医务工作者和公众之间架起了无障碍沟通的桥梁和工具，用科普延伸医疗，让知识走进万家。做好医学科普，可以让老百姓"会防病、看懂病"，这样既能方便自身，也能促进医务工作者沟通效率提高。

作为肾科医务工作者，我们倡导全社会重视慢性肾脏病防治，深入开展慢性肾脏病防治科普宣传，普及肾脏健康理念及肾脏病科学知识，引导全民注重肾脏健康。

基于上述，我们诚邀肾脏病领域具有丰富科普经验的知名中青年专家编写了这本《肾脏病百问百答》。本书作为河南省医学会"叩问疾病揭秘健康"科普丛书——肾脏病学分册，内容上分为20个部分，涵盖肾脏基础知识：水肿，血尿，蛋白尿，尿量，尿频、尿急、尿痛和肾脏病其他症状；高血压、糖尿病与肾脏病；尿液、肾功能检查，肾穿刺活检和肾脏病其他检查；糖皮质激素、免疫抑制剂、降压药物、促红素和铁剂；透析、饮食和日常生活等，约100个问题。从认识"肾脏"开始，到肾脏病症状和检查，再到肾脏病预防和治疗，最后还对肾脏病患者的日常饮食、生活生育等常见问题进行了详细讲解。全书既秉承了专业科普的严谨性，结构合理、层次分明、一问一答；又兼顾了大众科普的可读性，深入浅出、图文并茂、通俗易懂。每个章节均以问题引出内容，并辅以形象生动图示，增加了全书医学知识的普及性和可读性。

我们竭诚希望本书能为社会大众普及肾脏病科学知识提供参考，为我国肾脏病科学普及工作做出点滴贡献。但作为科普读物，本书中个别措辞与专业术语有所不同，部分观点和内容不等同于专业医嘱，不可照搬引用。尽管本书在编写过程中已努力参考权威书籍和循证依据，但限于水平，疏漏和不足之处在所难免，恳请读者批评指正，不吝赐教！

最后，希望本书能够受到广大读者的欢迎！

主编 刘章锁
郑州大学第一附属医院
郑州大学肾脏病研究所
河南省肾脏病研究中心
2021年11月于郑州

目录

肾脏

1 肾脏在人身体什么部位?

(1)肾脏的生理位置

肾脏是人体的重要器官之一。说起肾脏，不同的人理解有所不同。我们在 2013 年编写的"肾脏病科普丛书"是这样总结的："高调排毒，低调做「肾」，小损无语，中损不语，大损轻语，肾的性格可谓「肾」藏不露。"人们普遍认为肾脏是机体的排泄器官，排出体内的毒物、药物、代谢产物等不益于机体健康的"废物"。殊不知它还有调节机体内的水、电解质（如 K^+、Na^+、Ca^{2+} 等）、酸碱平衡的作用。您今天喝多少水、吃多少盐、补多少钙等，都需要肾脏的平衡调节才能让机体的各项功能正常运转。更不得不说的一个功能，也是大家不太关注的，就是肾脏还是体内部分重要激素的"生产商"。它产生的肾素、前列腺素可以调节机体的血压、水平衡，促红细胞生成素调节红细胞的生成，活性维生素 D_3 可以调节机体的钙磷代谢平衡……没有了这些"Made in Kidney（肾脏制造）"的激素，机体可能就会出现不同程度的水肿、高血压、贫血、骨矿物质代谢异常等一系列疾病，肾脏对于保证机体的健康可谓是"劳苦功高"。所以说，从今天开始，无论生活是好是坏、富裕或贫穷，我们都要时刻关注它、珍惜它、爱护它，只有"移植"才能让我们分开。

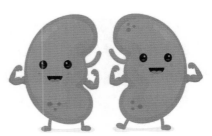

讲到这里，想必大家对肾脏有了新的认识和了解，这么重要的器官，它到底在我们身体的什么位置呢？腰子腰子，是不是就长在腰

上呢？我们很多人平时说的腰
疼，是不是就是肾脏疼呢？诸
如此类的问题，下面我们为大
家一一解答。

肾脏俗称腰子。每个正常
人都有两个肾脏，形状似蚕豆，
左右各一，分别位于脊柱两旁
的浅窝中。肾脏长轴向外下倾
斜，左肾较右肾更靠近中线。
右肾上临肝脏，所以略低于左
肾。两肾上端相距较近，下端
相距较远。一般而言，女性肾
脏位置低于男性，儿童低于成

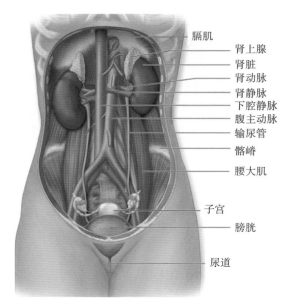

膈肌
肾上腺
肾脏
肾动脉
肾静脉
下腔静脉
腹主动脉
输尿管
髂嵴
腰大肌
子宫
膀胱
尿道

肾脏的正常生理位置

人，肾脏位置可随呼吸及体位的变化而轻度改变。值得注意的是，肾脏内侧中
部有一出入血管、神经、淋巴管、
输尿管的门户称为肾门。肾门投影
到体表腰部的位置称为肾区，部分
肾脏疾病患者叩压或敲击该部位可
引起疼痛，即所谓的"腰疼"。

肾脏的位置非常隐蔽，前方
有胃、胰、大肠和小肠等脏器掩
护，后方有部分肋骨和肌肉保护。
体检时，除右肾下极可以在肋骨下
缘扪及外，左肾则不易摸到。部分
人肾脏由于先天发育异常偏离正常

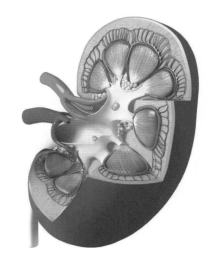

正常肾脏截面

位置，称为"异位肾"，多数低于正常位置，又称"低位肾"，一侧者多见，常
常是由于胚胎期的肾上升受影响所致，少数低位肾移至对侧，称为交叉异位肾。
因输尿管短而变形，常易引起肾盂积水、感染或结石，部分肾外大的肿块压迫
亦会导致肾脏位置的改变。

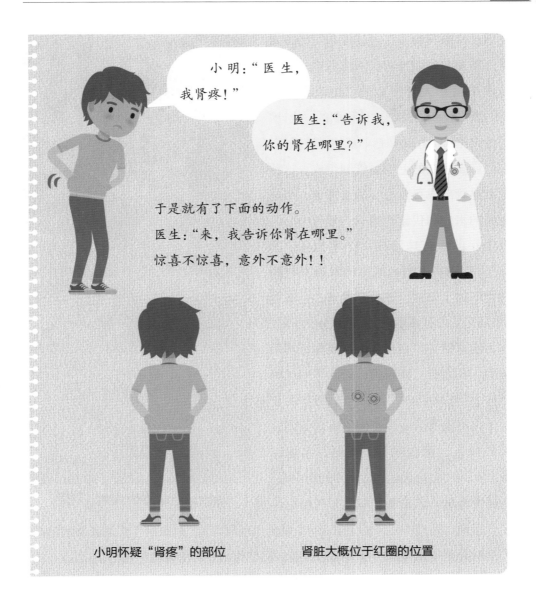

小明怀疑"肾疼"的部位   肾脏大概位于红圈的位置

（2）肾脏比你想象中娇嫩

虽然肾脏位于人体深部，前后都有脏器或肌肉支持保护。但是，肾脏也很娇嫩，极容易受伤！这是为什么呢？

肾脏是身体内水分和代谢产物的"处理中心"。我们一日三餐的正常进食，零食、水果、药物等的摄入，这些东西进入体内后，通过各种途径消化分解形成大大小小的化合物，之后大部分进入血液循环，运输到全身各部位。机体自身通过"取其精华、去其糟粕"的方式将不需要的代谢废物排入血液中，导致血液中蓄积大量细胞的"生活垃圾"，此时就需要我们肾脏这位称职的"伙计"进行工作了。肾脏具有丰富的血液循环，它由许多复杂的毛细血管网组成，这些毛细血管形成百万个小的血管球，组成庞大的水分和代谢产物的"处理中心"。每个小的血管球组成一个单独的"车间"，负责经由的血液中的水分和代谢产物的加工处理。正常情况下，一部分"车间"工作有条不紊，另一部分"车间"作为应急储备。当身体出现诸如链球菌感染、高血压、糖尿病、肥胖等情况的时候，"处理中心"部分"车间"的正常工作可能就会受到影响，出现我们常见的血尿、蛋白尿等。此时，其他储备"车间"应急代偿，保证"处理中心"的正常运转。若储备"车间"代偿也不

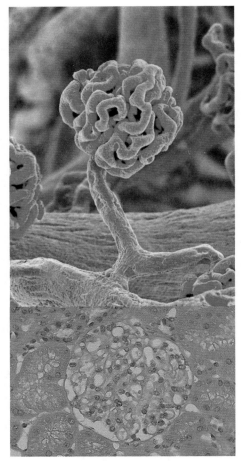

肾小球的显微结构

足以保证"处理中心"的正常运转，则会出现尿素氮、血肌酐等代谢废物的升高。严重时甚至导致终末期肾脏病的发生，就是我们日常所说的尿毒症。

▶ **小贴士**

　　肾脏"受伤不轻语，有泪不轻弹"，因而肾脏疾病被称为"沉默的杀手"。早期肾脏损伤机体无明显临床表现，所以暂时无法察觉，这正是肾脏疾病"起病隐匿"的特点。当出现肾脏疾病的明显临床症状时，再采取"亡羊补牢"的措施已是"为时晚矣"。俗话说，智者宁可防病于未然，不可治病于已发。让我们一起做到防未病、治未病，关爱肾脏，保持健康。

2 肾脏多大算正常？

（1）肾脏的正常大小

正常人都有两个肾脏，形状似蚕豆，左右各一，分别位于脊柱两旁的浅窝中，肾脏的大小和重量随年龄、性别、体重、身高等而有所不同。我国成人肾脏长（上下径）、宽（左右径）、厚（前后径）分别为 10.5 ~ 11.5 cm、5 ~ 7.2 cm、2 ~ 3 cm。正常成年男性肾脏重量为 100 ~ 140 g，左肾细长，右肾宽短，左肾较右肾稍重。一般而言，男性肾脏略大且重于女性肾脏，成年人肾脏比儿童肾脏大。

肾脏虽较我们百斤身体来说不足半斤，但是它的作用可不容小觑。很多关注肾功能的朋友可能了解，血液中的肌酐升高，预示着肾功能已经受损，此时降低血液中的肌酐含量、延缓肌酐的升高是势在必行。尿中蛋白量的持续升高，同样预示着肾脏的损伤。我们得了肾病后会特别关注血肌酐、尿蛋白，同时有一定常识的病人也会关注酸碱平衡、入出水量、血压、血糖等指标。其实，肾脏体积也是需要关注的一个重要方面，肾脏的体积增大或缩小均比较直观地提示肾脏疾病的轻重。所以，建议大家在常规体检或血肌酐升高的时候，查一查肾脏彩超，看一看肾脏的大小和形态是不是"别来无恙"。

（2）肾脏体积增大或缩小的常见情况

肾脏体积增大：常见于肾积水、肾囊肿、多囊肾、肾脏肿瘤、急性肾损伤、急性肾盂肾炎、早期糖尿病肾病、单侧肾萎缩或切除后对侧肾脏的代偿性增大等。

肾脏体积缩小：常见于肾脏发育不全、肾动脉狭窄、慢性肾盂肾炎、尿毒症、部分老年肾脏的生理性缩小等。

（3）肾脏的异常与畸形

马蹄肾：先天发育异常，两侧肾脏下端互相连接呈马蹄铁形，易引起肾积水、感染、结石。

马蹄肾

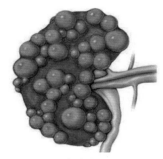

多囊肾：基因突变导致的整个肾脏布满大小不等的囊肿，形似葡萄，当囊肿进一步增多增大，在腹部可扪及增大的肾脏。

孤立肾：一侧肾先天发育不良或缺如，另一侧正常发育。若健侧肾脏功能正常，则机体不会有症状。

多囊肾

3 肾脏的主要作用是什么？

众所周知，肾脏主要与排尿相关，而在排尿过程中肾脏扮演了什么样的角色，以及其是否还有其他不为大家所知的功能呢？

（1）尿液的产生过程

首先，我们先讲讲肾脏与排尿相关的作用。在排尿过程中，膀胱扮演着储尿的角色，而尿液的产生则是由肾脏完成，肾脏产生的尿液经过输尿管进入膀胱，当膀胱中的尿量累积到一定量时就会使大脑产生尿意，然后通过神经调用排尿所需的肌肉工作把尿液排出体外。

泌尿系统由肾脏、输尿管、膀胱及尿道构成。肾脏有一个入口叫肾动脉，血液经此流入肾脏；

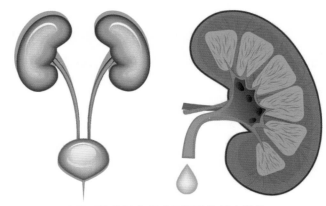

泌尿系统的基本组成及肾脏的基本结构

两个出口，分别是输尿管和肾静脉，生成的尿液经输尿管进入膀胱，而血液经肾静脉回流。尿液来源于血液，但是尿液和血液的成分是大不相同的。那么，肾脏是怎样将鲜红的血液变成淡黄色的尿液呢？

第一步，血液流经肾脏到达肾小球进行过滤，过滤形成的液体称为原尿，原尿与血液的主要差别在于大分子蛋白质及细胞成分的不同。因为肾小球有一个滤过屏障，阻止血液中大分子蛋白及细胞被滤入原尿中。这样我们也明白了，如果尿液中蛋白质或细胞增加了，比如尿中带泡沫、尿液变红，很可能是肾小球出现了问题，这个时候一定不能大意，要及时就医。

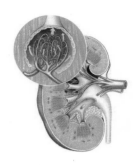

肾小球的基本形态

肾小球实质上就是一个小血管球，由毛细血管弯曲盘绕而成，这样增加了肾小球的滤过面积，大大提高了血液的滤过效率。

第二步，经过肾小球过滤的原尿进入肾小管。正常情况下我们的肾小球每天过滤的原尿约为180 L，但是我们每天排出的尿量也就 1 ~ 2 L，其他的液体是去哪儿了呢？这就主要跟肾小管和集合管的重吸收功能有关了。原尿中99%的水、全部的葡萄糖和氨基酸、大部分的电解质都被肾小管重吸收回血液。而未被重吸收的尿液成为终尿进入膀胱，终尿中是我们人体不需要的代谢废物了。

（2）肾脏的其他生理功能

通过以上叙述，想必大家对尿液如何产生的有了更深一步的了解。您要是以为肾脏就只是产生尿液这么简单，那就太小看这个器官了！肾脏还具有内分泌的作用呢。肾脏可以分泌部分机体必须的激素，由血液带到全身，从而调节机体的生长、发育和生理机能的过程。由肾脏分泌的激素主要有两大类：血管活性肽和非血管活性激素。血管活性肽主要调节血流动力学和水盐代谢，包括肾素、血管紧张素、前列腺素等，如果肾脏分泌这些激素的功能出现问题就会导致身体的血压、电解质等出现问题。非血管活性激素主要包括 $1,25\text{-}(OH)_2D_3$ 及促红细胞生成素。$1,25\text{-}(OH)_2D_3$ 与我们体内钙的代谢有很大关系，而骨骼最主要的成分就是钙。如果这个激素缺乏，就会导致肾性骨营养不良，可能会导致骨折的发生，而促红细胞生成素与我们的造血系统息息相关。正如其名，促红细胞生成素是促进红细胞生成的。我们经常说贫血了补补铁，可是有些贫血不单单是补铁就可以解决的，也可能是由肾脏发出的信号！

4 只长了一个肾脏怎么办？

正常情况下，人体有
两个肾脏，但有部分人自
出生就长了一个肾脏，称
为单肾或孤立肾。先天性
孤立肾发病比例比较高，
据统计约为 0.5‰，也就是
说每 2 000 人中就有一个只
长一个肾的人。这样算来
发生率还是很高的，为什
么我们没有听说过那么多

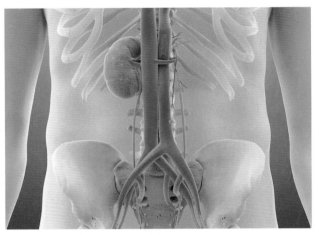

孤立肾

呢？因为多数孤立肾可无任何不适症状，常常终生不被发现，偶尔因体检或肾
脏疾病检查时才被发现。

先来聊聊孤立肾形成的原因，可能由胚胎期一侧肾组织发育异常所致。但
到底是什么导致了一侧肾脏不发育呢，现在尚未完全明确。

（1）孤立肾是如何诊断的

孤立肾一般没有任何临床症状，常常是因体检、合并肾脏感染、结石等疾
病检查时被意外发现。医生诊断孤立肾要依据超声检查、静脉尿路造影、腹部
CT 等检查结果。

超声检查发现一侧肾缺如，对侧肾体积增大，无发育不良的小肾，无异位
肾脏。静脉尿路造影发现患侧肾脏不显影，对侧肾影增大，也可发现患侧输尿
管缺如。腹部 CT 检查发现一侧肾缺如，对侧肾体积可增大，无发育不良的小肾，
无异位肾脏。孤立肾易与肾脏发育不全、异位肾、肾萎缩、融合肾等疾病相混淆。

一侧肾脏正常或稍大，另一侧肾脏缺如，合并同侧输尿管闭锁。

（2）孤立肾对正常生活有影响吗

在现存一侧肾脏功能完全正常的情况下，对正常生活完全没有影响，无需过多担心。有的人肯定会问，别人都是两个，那我是一个比别人少了一半的肾功能呢，怎么可能没有影响呢！其实在正常情况下，肾脏的储备功能很强，人体只用部分肾脏的功能即可维持正常生活所需。而一侧肾脏缺如，另一侧肾脏也会代偿性增大，所以即使只有一个肾脏也完全不用担心。

（3）孤立肾是否需要治疗呢

原则上，如果肾功能正常，未合并其他肾脏疾病无需治疗。如果孤立肾出现肾病、结石、积水、肿瘤等，尽量保留正常肾脏组织，不要切除。

▶ 小贴士

孤立肾日常生活中需要注意些什么？

孤立肾不用慌，日常注意保健康，需注意以下几个方面。

（1）保证正常作息，适度锻炼，避免劳累，避免对肾脏造成进一步损伤。

（2）因其他疾病用药时需谨慎，避免肾脏损伤药物的应用，如无法避免要密切监测肾功能。

（3）就医时要告知医生自己孤立肾的情况。

（4）定期进行尿常规、肾脏功能及 B 超检查，及时发现肾功能异常。

5　肾脏长有囊肿怎么办？

（1）肾脏囊肿是什么

很多人看到肾脏囊肿这个诊断，都会被"肿"字吓到，以为是肿瘤。其实，肾脏囊肿并不是肾脏肿瘤，肾囊肿是长在肾脏内包绕液体物质的囊状良性包块。

肾囊肿可有单个或多个，内含液体或半固体碎片。肾脏囊肿分为遗传性囊肿和非遗传性囊肿两大类，遗传性肾囊肿以多囊肾多见；非遗传性肾囊肿以单纯性肾囊肿多见。另外，还有髓质海绵肾、多房性肾囊性变、肾脏多房性囊肿等，均可借助肾脏B超或CT诊断。本节就常见的多囊肾和单纯性肾囊肿作一介绍。

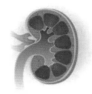

左侧为正常肾脏结构，右侧为肾脏囊肿

（2）单纯性肾囊肿

单纯性肾囊肿是我们最常见的一种肾脏囊肿。它主要在成人肾脏中发现，发病率随年龄增长而增高，50岁以上的人，有约50%至少会长一个肾囊肿。可以在一侧

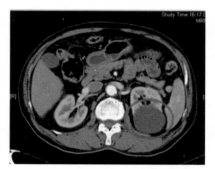

肾脏囊肿的CT表现（图中红色圈内所示为囊肿）

肾脏，也可以两个肾脏都有，可长有一个，也可有多个。可通过肾脏彩超、CT确诊。单纯性肾囊肿一般没有临床症状，常在体检或者肾脏疾病其他检查时偶然发现。当囊肿增大或增多压迫临近血管或者肾盏、囊内出血或继发感染时可表现出高血压、肾积水、腹部或背部疼痛及镜下血尿等临床表现。

单纯性肾囊肿无明显临床症状一般不需特殊治疗，建议每半年到一年复查肾脏彩超。当囊肿较大或者出现以上临床症状时，可根据情况进行穿刺抽液、抗生素治疗或外科手术治疗。

（3）多囊肾

多囊肾是一种常见的遗传性肾脏病，多呈家族性聚集现象。我们在做B超或CT检查时可以看到在双侧肾脏出现有多个大小不等的囊肿，囊内含有液体，形似葡萄。根据其遗传方式的不同，可分为常染色体显性遗传性多囊肾病和常染色体隐性遗传性多囊肾病。前者发病率为1/1 000～

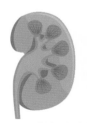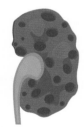

正常肾脏结构和多囊肾

1/400，患者多在 35～40 岁左右发病，又称为"成人型多囊肾病"。后者发病率为 1/40 000～1/10 000，患者多在婴幼儿期即出现明显临床症状，且死亡率较高。

多囊肾发病常常有明确的家族遗传史，且男女发病几率相同。在青少年时期可无明显的临床症状，彩超或 CT 检查可见少数小囊肿。随着年龄增长，囊肿逐渐增大、增多，直至布满整个肾脏。此时表现为肾脏体积增大，甚至占据大部分腹腔，在腹部体表即可摸到增大的肾脏。可出现腰疼腹痛、血压升高、肉眼血尿、血肌酐升高等显著的临床表现。多数多囊肾患者最终会进展至尿毒症，且可伴发肝脏囊肿。

多囊肾由于其家族遗传性，目前尚无特殊治疗药物。主要是根据其出现的症状对症施治，如口服降压药控制血压、减少剧烈运动避免囊肿破裂、对囊肿感染给予抗生素等一系列措施，延缓其进入尿毒症期的时间，对于已进入尿毒症期的患者，给予透析或肾移植治疗。

▶ **小贴士**

需要注意的是，成年患者确诊多囊肾后，应注意该病为家族遗传性疾病，传给下一代的可能性较大。在生育下一代时，可应用辅助生殖等技术以防传递给下一代。目前，该技术已成熟应用于阻断多囊肾亲代往子代的遗传。同时患者父母及兄弟姐妹也应常规检查，以便确定是否患有多囊肾，从而及早治疗，延缓尿毒症的发生。

水肿

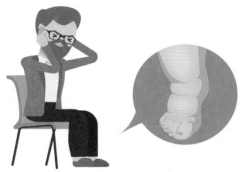

6　肾脏病为什么会水肿？

老张今年五十多岁，最近总觉得浑身没力气，小腿肿胀越来越明显，手指压上去有明显的凹陷，鞋子也感觉穿不上。老张担心自己肾脏出了问题，于是到医院就诊，经过医生检查诊断为肾脏疾病。

肾脏病患者出现水肿大家都不觉得奇怪，因为水肿是肾脏病常见的症状之一。那么肾脏病为什么会水肿呢，我们先来看一下肾脏的基本功能。

（1）肾脏的基本生理功能

众所周知，肾脏是人体最重要的排泄器官，主要功能是排出体内代谢产生的毒素和多余的水分。在正常情况下，尿液的生成包括肾小球滤过、肾小管和集合管的重吸收及分泌过程。当肾脏出现病变后，致使钠和水分不能排出体外，潴留在体内即引起水肿。

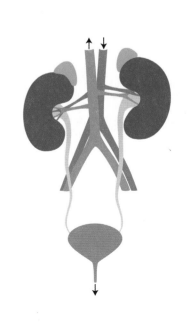

（2）肾脏疾病引起水肿的机制

1）水、钠潴留

正常人水、钠的摄入量和排出量处于动态平衡，从而保持体液量相对恒定。这种平衡的维持依赖于排泄器官的正常结构和功能，以及体内容量及渗透压的调节。肾脏在调节水、钠平衡中起到重要的作用。平时经肾小球滤过的水、钠总量，只有 0.5% ~ 1.0% 排出体外，99.0% ~ 99.5% 被肾小管重吸收。60% ~ 70% 由近曲小管主动吸收；远曲小管和集合管对钠、水吸收主要受激素调节，这些调节因素保证了球管的平衡。肾脏病导致球 - 管平衡失调时，便可导致钠、水潴留，成为水肿发生的重要原因。

肾小球因素：临床上广泛的肾小球病变，如急性肾小球肾炎、炎性渗出物、内皮细胞肿胀、慢性肾小球肾炎、肾单位严重破坏等，导致肾小球滤过面积明显减小、肾小球滤过率下降，肾小球滤过的水、钠减少，就会导致水、钠的潴留。

肾小管因素：近曲小管重吸收钠、水增多，如肾病综合征有效循环血量减少时，近曲小管对钠、水的重吸收增加使肾排水减少，成为肾脏疾病水肿发病的重要原因。

肾间质因素：因某些肾脏疾病，如急性间质性肾炎引起肾间质炎症水肿可进一步加重肾小球滤过率下降，从而加重水钠潴留发生。

肾血管因素：肾血管疾病，如肾动脉狭窄、闭塞等导致肾脏血流量减少，从而减少肾小球滤过率而减少水分及钠的排出，导致钠、水潴留。

激素调节因素：某些肾脏疾病如肾病综合征使有效循环血量减少、肾血流量下降，会进一步激活交感 - 肾上腺髓质系统、肾素 - 血管紧张素系统，使入球小动脉收缩，肾血流量进一步减少，肾小球滤过率下降，尿液排出量减少，导致钠、水潴留。

2）胶体渗透压下降

血浆胶体渗透压主要取决于血浆白蛋白的含量。当肾小球疾病时，由于肾小球滤过屏障被破坏，大量血浆白蛋白从尿液中丢失，血浆胶体渗透压下降，液体从血管内渗出到血管外的组织间隙，产生水肿。

3）其他因素

除肾脏疾病会导致人体出现水肿外，还可见于其他系统的疾病，如肝脏疾病、营养不良、内分泌疾病、血管淋巴管疾病等，需要加以鉴别。

（3）肾脏病引起水肿的特点

肾脏病引起的水肿可称为肾性水肿，肾性水肿既是肾脏疾病的主要表现，又是诊断的重要线索。肾性水肿的程度可轻可重，轻者眼睑和颜面部水肿，甚至无可见的水肿，仅有体重增加或在清晨眼睑稍许肿胀。重者可全身明显水肿，甚至出现胸、腹腔积液，致体重增加数千克乃至十千克以上（重度水肿）。最常见的肾性水肿为凹陷性水肿，即用手指按下去可以看到出现凹陷。

综上所述，引起肾脏病水肿的原因多种多样，只有及时针对病因治疗，才能发挥肾脏病治疗的最佳效果，减轻或消除水肿。

7 水肿一定是肾脏病引起的吗？

经常有患者问医生："大夫，我水肿很长时间了，是不是得肾病了？"

确实，水肿是肾脏病最常见的症状之一，肾病所引起的水肿确实多见，但水肿一定是肾脏疾病导致的吗？其实不然，心脏、肝脏、肾脏、内分泌和营养不良都可以导致水肿，但它们的表现也都不一样。要回答这个问题，我们首先看一下水肿是怎么回事。

（1）水肿的基本定义

过多的液体在组织间隙或体腔内积聚称为水肿。水肿是一种症状，而并不是一种疾病。水肿发生在疏松组织间隙可引起局部水肿，如眼睑、下肢等；水肿发生于体腔内，则称之为积液，如心包积液、胸腔积液、腹腔积液等。

因此，多种疾病均可引起水肿症状，除了上节所说的肾脏病可以引起水肿，心脏、肝脏、内分泌和营养不良等都可以导致水肿，不同病因引起水肿的表现也各异。

（2）心源性水肿

心源性水肿即心力衰竭所致的水肿。心力衰竭可由多种疾病产生，包括冠状动脉疾病，高血压，心肌病，瓣膜病和肺心病。不同病因的心力衰竭所致水肿，主要是由于静脉压的增加，导致毛细血管静水压的平行上升和由于肾脏灌注减少导致的钠、水潴留。尽管发病机制相似，但水肿累积的部位并不完全相同，与导致心力衰竭的病因有关。

心脏病引起的水肿多有如下特点：多从下垂的部位开始肿，譬如，足部和下肢，按压会凹陷；也会伴有胸部和腹部积水，但发展缓慢；这类病人查 B 超时，可能还会发现心脏、肝脏变大，有的患者还会有明显的憋气。

（3）肝源性水肿

水肿形成的主要机制包括肝功能减退、低蛋白血症及门静脉高压。肝脏疾病引起的水肿多有如下特点。首先，会发现足部开始肿，紧接着下肢，甚至阴囊都会肿起来，按压会凹陷；然后肚子变大了，而且里面好多水，也会伴有胸部积水，但发展缓慢。仔细观察患者手掌会发现掌心发红，甚至有像小蜘蛛一样的血丝。腹部也会发现像蚯蚓一样的大小不等的紫色、青色的血管。查血会发现肝功能、白蛋白指标异常。

（4）黏液性水肿

甲状腺功能低下（甲减）时，由于黏多糖在组织皮肤中堆积，导致黏液性水肿。其特点是：小腿和眼眶有明显肿胀，但按压很少会有凹陷；不会有胸水和腹水；进展缓慢，但该类患者怕冷、反应迟钝，会有便秘或腹泻，容易出汗；查甲状腺功能会有异常。

（5）特发性水肿

这也是门诊多见的一类水肿。之所以叫特发，就是原因不清楚，一般认为是女性月经周期或内分泌紊乱激素水平异常所导致的水、钠代谢紊乱，组织液在皮下异常增多。临床上常见于青春期后的女性，更年期发生的比例更高。多在立位活动后或下午出现足、踝、胫前凹陷性水肿，有一些患者合并眼睑和面部水肿，一半的患者伴有肥胖和月经周期或炎热气候有关的上肢远端肿胀。水肿轻重不一，常有缓解和加重交替出现，持续数年或数十年。

特发性水肿临床无严重后果，一般采取心理疗法，减少盐摄入，短效利尿剂效果较好。这类水肿的诊断，需要排除所有器质性水肿后才能判断。

（6）药物性水肿

水肿可能是各种药物的副作用，包括一些口服糖尿病药物、高血压药物、非处方止痛药（如布洛芬）、雌激素等。

（7）外周血管疾病

外周血管疾病是小腿水肿的常见原因之一。①小腿慢性静脉疾病，由于下肢静脉的瓣膜受损，下肢静脉中的血液无法顺利返回心脏。这可能导致小腿组织间隙内液体潴留，皮肤变薄，并且在某些情况下会导致皮肤溃疡的发生。②小腿深静脉血栓（称为深静脉血栓形成）也会引起小腿的水肿形成。在这种情况下，水肿主要局限于脚或脚踝，通常只影响一侧（左侧或右侧）；其他引起水肿的疾病通常会导致双腿对称性肿胀。③长久站立或久坐。长时间坐着，例如乘坐长途汽车、航班，可能会导致小腿肿胀，这很常见，通常不是疾病的表现。如果您的腿在飞行后数小时或数天仍然肿胀或出现腿部疼痛，请及时就诊，持续肿胀和疼痛可能是小腿深静脉血栓形成的迹象。

（8）血管源性水肿

对一些药物、食物过敏和一些遗传性疾病，可导致液体从血管渗漏到周围组织。可能导致面部、嘴唇、舌头、口腔、喉咙、会厌、四肢或生殖器迅速肿胀。症状可能包括声音嘶哑、喉咙紧绷和吞咽困难。喉咙肿胀会干扰呼吸，可能会危及生命，需要尽快急诊处理。有时，这种类型的肿胀可发生在肠壁，并可导致腹痛、腹泻。

（9）淋巴水肿

手术切除淋巴结用于治疗癌症（最常见的是乳腺癌），可导致肢体或四肢肿胀，手术侧皮肤增厚。某些遗传性疾病双腿肿胀，此种下肢水肿在儿童期或青年期即可表现明显。

因此，水肿不一定就是肾脏病引起的，而肾脏病也不一定全都有水肿。不同的水肿，治疗方案是不同的，自己很难正确辨识，所以一旦发现有类似症状，应该立即到医院就诊，以免耽误治疗时机。

8　眼睑水肿和下肢水肿有区别吗？

现在大家都知道了水肿是肾脏病的一大症状，也知道了水肿发生的原因，可能有些读者会问，水肿出现的部位并不一致，有的以眼睑水肿为主，有的以下肢水肿为主，也有的是全身水肿。不同部位的水肿有何区别呢？

病例

例一：小王是个"90后"，平时喜欢熬夜打游戏。半个月前感冒后一直觉得自己眼皮肿肿的，尤其是早上起床后。最近几天发现小便发红，赶紧到医院看病。

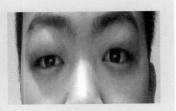

病例

例二：老李今年78岁了，虽有糖尿病、高血压很多年，最近半年总觉得全身没力气。家住四楼，爬楼回家中途要歇一会。慢慢开始发现脚和小腿肿胀，手指按下去可见凹陷。最近半个月发现全身都肿起来了，晚上睡觉时也感觉胸闷，体重增加了12 kg，老李被家人带来医院看病。

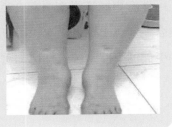

这两位患者都发现自己出现水肿，但一个是眼睑水肿，另一个是先出现的下肢水肿，这两人得的是同一种病吗？在前面的章节我们已经介绍过水肿的形成机制及常见的病因，下面介绍眼睑水肿与下肢水肿的区别。

（1）眼睑水肿与下肢水肿的共同点

两者均是由于液体由血管内渗出到组织间隙所引起的肿胀。

（2）眼睑水肿和下肢水肿的区别

两者水肿出现的部位不同，病因也可能并不相同。

●眼睑水肿多见于肾脏疾病。肾脏疾病引起水、钠潴留或低蛋白血症导致胶体渗透压下降。因此，水肿多从眼睑、颜面部等疏松组织开始。本案例中小王出现水肿部位是从眼睑开始，结合其年轻，起病急，前驱感染等特点，首先考虑为急性肾小球肾炎。

眼睑浮肿除见于肾脏病外，还可见于面下几种情况。①生理性水肿：大多是由于夜间睡眠不好或睡时枕头太低，影响了面部血液回流。这种眼睑水肿多见于健康人，对身体没有什么影响，常能自然消退。②炎症性眼睑水肿：由眼睑的急性炎症、眼睑外伤或眼周炎症等引起，除眼睑水肿外，还有局部的红、热、痛等症状。③过敏性疾病、甲状腺功能低下等也可引起眼睑水肿。

●下肢水肿较为复杂，病因较多，除了见于肾脏病之外，还可能是心源性、肝源性等疾病所致。①如为肾脏疾病所致，主要是由于血浆蛋白（主要是白蛋白）大量随尿丢失引起低蛋白血症，血浆胶体渗透压下降，组织间隙蛋白质含量显著降低，由于重力作用，位置越低越易出现水肿。所以，水肿多从下肢部位开始，多为凹陷性水肿。②如因心脏功能衰竭，也可表现为下肢低垂部位水肿，同时还可伴有胃肠道淤血引起食欲差。本案例中老李的水肿首发部位为低垂的下肢，结合老年人基础疾病较多，近期活动耐力逐渐下降，考虑其可能为心脏功能衰竭引起的下肢水肿，病情加重时可发展为全身水肿。

9　水肿明显就代表疾病严重吗？

多种疾病可以引起患者出现水肿的症状，而水肿的严重程度一定程度上可以反映导致水肿的疾病因素的轻重程度。

（1）肾小球滤过率下降致水、钠潴留引起的水肿

如慢性肾功能不全患者，随着肾功能的恶化，肾小球滤过能力下降，引起水分及钠盐的排泄减少，从而导致水肿。因此，在这种情况下，水肿越严重往往反映肾功能越差。

（2）低蛋白血症引起的水肿

如肾病综合征，患者血浆白蛋白水平下降，胶体渗透压随之降低，液体从血管内外渗至组织间隙引起水肿，而血管内液体容量下降，将进一步促进肾脏的钠水重吸收过程。因此，患者低蛋白血症越严重，水肿越明显。

（3）心力衰竭引起的水肿

如前所述，右心衰竭可导致机体静脉系统压力升高，患者出现水肿。因而，水肿的严重程度与心力衰竭程度相关。

（4）外周血管或淋巴管回流障碍引起的水肿

这种情况下，外周血管和淋巴管回流障碍的程度越严重，则局部水肿越明显。

但是，水肿的发生机制非常复杂，不考虑水肿的原因，仅从水肿的严重程度来判断病情轻重可能会出现错误。

◆导致肾脏疾病的病因不同，单纯以水肿作为病情严重程度的判断指标是错误的。

引起肾源性水肿的病因不同，如一个肾病综合征的患者，血肌酐正常，但由于低蛋白血症导致水肿明显；另一个患者是慢性肾炎、慢性肾功能衰竭，血

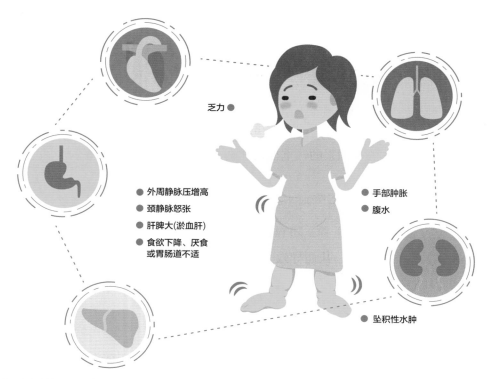

乏力 ●

● 外周静脉压增高
● 颈静脉怒张
● 肝脾大(淤血肝)
● 食欲下降、厌食
  或胃肠道不适

● 手部肿胀
● 腹水

● 坠积性水肿

肌酐可能已经高达 600 ~ 700 μmol/L，也存在水肿。这时，从水肿的程度是无法比较两个患者的病情轻重的。

　　并非各种病因所导致的肾脏疾病均出现水肿症状。如：两个慢性肾衰竭患者，血肌酐水平平均已高达 600 ~ 700 μmol/L，其中一个是糖尿病肾病的患者，因大量蛋白尿引起低蛋白血症，出现颜面部及肢体水肿；而另一个是多囊肾的患者，没有明显水肿。由此可见，仅从水肿的轻重推断疾病的轻重也是片面的。

　　◆不同系统的疾病引起的水肿，仅以水肿的严重程度无法判断患者的病情轻重。如一个患者患有严重的心力衰竭，出现双下肢水肿并伴有胃肠道不适、肝脾肿大等其他症状，而另一个患者是肾病综合征，除眼睑和双下肢水肿外，伴有尿泡沫增多等症状。这时，单纯以水肿的程度判断疾病的严重程度显然是错误的。

　　综上所述，多种疾病可引起患者出现水肿的症状，其严重性一定程度上可以反映导致水肿的疾病／因素的轻重程度。然而，由于水肿发生机制的复杂性，水肿明显并不一定代表疾病的严重程度，它们之间的关联性取决于患者的具体病情。

10　水肿为什么总是反反复复？

水肿反反复复这个问题是很多肾脏病患者们共同的疑问，部分患者在明确了水肿的病因，并进行积极治疗的情况下仍然出现反复水肿的情况，这是为什么呢？

让我们先来看个病例。

病例

老王今年 65 岁，发现糖尿病近 20 年了，一直吃降糖药，血糖控制时好时坏。1 年前，他发现自己双腿水肿，到医院就诊并做了检查，发现尿蛋白（+++）、尿葡萄糖（+++），而血浆白蛋白水平低至 29 g/L，明确诊断为糖尿病肾病 IV 期。听从了医生的建议，老王开始"管住嘴、迈开腿"，合理膳食，使用皮下注射胰岛素的方式控制血糖，并且开始口服保肾和有助于降低尿蛋白水平的药物。1 个多月后，老王发现自己双腿的水肿消退了一些，到医院去复诊时检查尿常规，发现尿蛋白（++），和前段时间相比有所好转，医生减少了口服用药的剂量，老王感觉这段时间的努力卓有成效，非常高兴。可是好景不长，又过了 1 个多月，他发现双下肢的水肿又加重了。这是怎么回事？老王困惑地问医生：水肿为什么会反复？

正如前面所述，多种因素可通过不同的机制导致患者出现水肿症状，而机体的状态及病情处于不断变化的过程中。因此，水肿的反复和多方面因素有关。

（1）疾病进展

如前所述，水肿是肾脏病的常见症状。而慢性肾脏病，糖尿病肾病、慢性肾炎等，均具有缓慢进展的特点，水肿反反复复就是疾病慢性进展的特征之一。

（2）病情变化

疾病的发生和发展具有一定的规律，但是也具有多变性，在诊疗过程中可能发生疾病复发。这种情况下，水肿的程度也会随之发生变化。例如慢性肾小球肾炎的患者，经过治疗疾病完全缓解，水肿程度将显著减轻，然而，在劳累或感染等诱因下可能出现疾病复发，蛋白尿增加、血白蛋白水平下降，就会出现水肿加重的症状。此外，如患者出现并发症，也可能表现为水肿反复。例如，糖尿病肾病的患者常常出现免疫力下降，易出现感染并发症，若患者在治疗过程中出现下肢丹毒等新发感染，则可能导致水肿加重。

（3）治疗方案调整

各种疾病，特别是慢性病，在治疗过程中都需要依据病情不断调整治疗方案，给予药物加量或减量，可能伴随水肿的反复。例如，慢性肾小球肾炎的患者口服激素类药物，在激素减量的过程中，对部分激素依赖的患者或减量过快的情况，均可能造成病情反复，导致水肿加重；部分患者口服利尿剂呋塞米或螺内酯，通过促进尿液排泄的途径减少体内水负荷，在利尿剂减量时就容易出现水肿程度加重的现象。

（4）其他病因引起水钠潴留

各种病因引起的水钠潴留加重均可导致水肿反复。例如，部分患者在水肿消退后，误以为疾病已经完全治好了，不再注意饮食管理，对盐分的摄入不加任何控制。其实，食盐量增加会引起血钠水平升高，进而增加血浆晶体渗透压，导致钠、水潴留及水肿加重。

在明白了水肿反复的原因后，我们再来看老王的例子。原来第一次就诊时，因双下肢水肿程度较重，为了更好地减轻症状，除了降糖、控制血压、保肾的药物，医生还为他开了少量利尿剂。在接受治疗后，老王的尿量增加了，水肿逐渐减轻。而第一次复诊时，老王的病情明显好转，为了避免长期使用利尿剂带来的副作用，医生停用了这类药物，回家后，老王的尿量较之前有所下降，身体里的水负荷有所增加，水肿出现了反复。现在，大家应该理解了，老王水肿的反复与其疾病的慢性进展及治疗方案的调整有关。

然而，机体的功能状态和病情是动态变化的。因此，每位患者发生水肿反复的病因也常常不尽相同，需要结合病情进行具体分析。

血尿

11 尿颜色红就是血尿吗？

好多人认为尿液呈红色就是出现了血尿，实则不然。这就牵涉到临床上常强调的一个问题，血尿的诊断首先要鉴别真性血尿和假性血尿。真性血尿是指尿液中的红细胞计数超过正常水平，常用标准如下。

（1）离心尿

10 mL 新鲜中段尿，1 500 r/min，离心 5 min，弃上清，留 0.5 mL 混匀后取一滴置载玻片上，于高倍镜下观察，红细胞 > 3 个 /HP（高倍视野）。

（2）尿沉渣

红细胞计数 > 25 个 /μL（不同的中心可能因检测方法不同，判断标准有所不同）。

（3）尿 Addis 计数

红细胞 >50 万 /12 h。

临床常将仅在显微镜下发现的异常红细胞尿称为"镜下血尿"；肉眼可见尿液呈洗肉水色、可乐样、浓茶色、烟灰色或血样，甚至有血凝块者，均称为"肉眼血尿"。肉眼血尿的颜色与尿液的酸碱度有关。中性或弱碱性尿液颜色鲜红或呈洗肉水样；酸性尿液颜色呈浓茶样或烟灰色。以下情况可能出现假性血尿。

●摄入大量食品染料（如苯胺）、蜂蜜、苋菜、红心火龙果、甜菜根、黑莓等可出现红色尿。

●某些药物，如头孢地尼、安替比林、大黄等可引起红色尿；利福平可导致橘红色尿；去铁敏可引起红棕色尿；抗疟疾药（奎尼丁、柳氮磺胺吡啶）、复合维生素 B、胡萝卜素、呋喃妥因、甲硝唑、磺胺类药物等可导致棕色尿；苯妥英钠可引起粉红色尿。

●血红蛋白尿或肌红蛋白尿：血红蛋白尿是指尿中含有游离血红蛋白而无红细胞，或仅有少许红细胞而含有大量游离血红蛋白的现象，常反映血管内有异常溶血。肌红蛋白尿是由于肌肉组织变性，炎症肌肉组织广泛损伤及代谢紊乱使肌红蛋白从受损的肌肉组织中渗出，肌红蛋白分子量小，易从肾脏排出而发生肌红蛋白尿，见于挤压综合征、大面积烧伤等；血红蛋白尿、肌红蛋白尿镜检均无红细胞，属假性血尿，但对可疑病例应及时检查明确病因，因为血红蛋白尿、肌红蛋白尿可引起急性肾损伤。

●卟啉尿：卟啉病的一种症状，卟啉病是血红素合成过程中，由于缺乏某种酶或酶活性降低，而引起的一组卟啉代谢障碍性疾病，产生大量卟啉由尿中排出，使得尿液呈红色或紫红色。

●初生新生儿尿内尿酸盐可使尿布呈粉红色。

●尿道口皮肤破损可使少量渗血混入尿液。

●女性患者月经期留尿易混淆。

血尿与造成红色尿的其他情况相鉴别的要点是：①肉眼血尿一般略混浊，如洗肉水样，可略呈云雾状，非血尿的红色尿多为透明的红色；②肉眼血尿离心后，上清液变为无色或淡黄色透明，其他原因的红色尿仍为红色；③实验室进行尿检。值得一提的是，尿液排出后尽可能在 60 min 内进行检查，以免有形成分溶解、细菌污染，影响结果判断。换句话说，一个真性血尿患者的尿液，如放置时间太长，尿中红细胞可能遭破坏、溶解，则检测结果可表现为假性血尿。

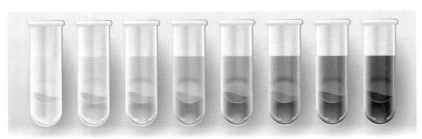

12 尿潜血是怎么回事?

许多患者也易将"尿潜血阳性"和"血尿"画等号,门诊时经常碰到患者拿着尿常规单子,冲进诊室喊"医生,不好了,我有血尿了",结果只是"尿潜血(+)",再看"镜下红细胞"一个没有。那么,尿潜血阳性到底是不是血尿呢?

回答这个问题之前,我们先来看一下"尿潜血"和"血尿"检测方法间的差异。事实上,尿潜血的检测和判定方法与血尿的检测、判定标准是完全不同的。尿潜血试验,最初的设计思路是当尿中出现红细胞,且红细胞遭破坏时,其内所含的血红蛋白就会释放出来,根据血红蛋白接触活性法原理,通过血红蛋白的类过氧化物酶活性催化分解过氧化物,使邻苯甲苯胺氧化呈色,所以尿常规提示尿潜血阳性,或者尿液试纸提示血尿;但它本身只能说明尿中含有红细胞成分血红蛋白,不是真正从显微镜下见到的有形态的、完整红细胞;而且正常人体内红细胞不断破坏,其成分都随尿排出,因此部分正常人尿中也会出现潜血阳性。换句话说,只要能使邻苯甲苯胺氧化显色的,尿潜血试验都可表现为阳性,所以本检测方法可能受其他因素影响而出现假阳性或假阴性结果。

那么,如何解读尿潜血试验结果,常见有以下几种可能。尿潜血阳性,且真的有血尿,可通过进一步行尿沉渣红细胞形态学检查,见尿中有超过正常数量的红细胞可明确;尿潜血阳性,但与血尿无关,尿沉渣红细胞形态学检查未见红细胞,可能的原因是尿中含有其他类过氧化物酶如肌红蛋白、不耐热酶、某些产生过氧化酶的细菌、次氯酸盐、氧化型清洁剂等有关;确实有血尿,但尿潜血阴性,还原剂如维生素 C 浓度达到或超过 50 mg/dL 则会抑制反应进行,可使检测结果偏低或产生假阴性。此外,尿潜血的检测方法特别灵敏,只要底物被氧化即可能出现潜血弱阳性。血尿的检测前面已阐述,它是在尿液中看见了真正的红细胞,所以临床工作中还是以尿红细胞计数为主要参考,判断是否有血尿。

那么,尿潜血检查是否就没有意义呢?也不是,因为其方便、便宜、易操作,非专业医生也能看懂（最简单如尿试纸显色）。所以，尿潜血检测可以作为初筛，尿潜血阳性提示患者可能存在血尿，需要进一步到医院行尿沉渣红细胞形态学检查。如果暂时没有条件行尿红细胞检测的患者，需多次监测尿潜血试验，如长时间多次检测结果均为阳性或阳性值增高（+ 变化为 ++，+++ 等），应积极寻找、分析其发生的可能原因。

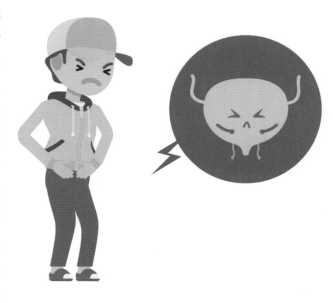

13 血尿对肾脏影响大吗？

一旦发现血尿，大多患者都很焦虑、恐慌。血尿对肾脏到底有多大危害，这首先要搞清楚血尿来源，寻找发生原因。有的血尿解除病因后就会消失，有的长期随访就行，有的则要积极治疗。血尿的病因根据来源不同，可分为两大类：各种肾小球疾病引起的肾小球源性血尿；其他疾病引起的非肾小球源性血尿。

肾小球源性血尿主要存在于各种肾炎：急性肾小球肾炎、急进性肾小球肾炎、慢性肾小球肾炎、IgA 肾病、遗传性肾炎（如 Alport 综合征、薄基底膜肾病等）、全身性免疫性疾病相关性肾炎（如狼疮性肾炎、ANCA 相关性肾炎、风湿性肾炎、结节性多动脉炎、甲基丙二酸血症等）、病毒性肾炎、伤寒肾炎、肺出血 – 肾炎综合征等。部分肾小管、肾间质疾病可能引起轻度的血尿，具有类似的特点。

非肾小球源性血尿如下。①感染：主要为泌尿道感染，肾结核，肾盂肾炎，前列腺炎等。②结石：泌尿道结石甚至发生梗阻，也是血尿的常见病因之一，多表现为间断肉眼血尿，活动后易出现，可见血丝、血块。③畸形：肾血管畸形，先天性多囊肾，游走肾，肾下垂，肾盂积水等。④占位、肿瘤、憩室：肾胚胎瘤，肾盏血管肿瘤，息肉，泌尿道异物，前列腺增生，憩室等。⑤损伤：肾区挫伤及其他损伤。⑥药物：肾毒性药物如环磷酰胺冲击治疗可引起出血性膀胱炎，卡那霉素、庆大霉素、水杨酸制剂、磺胺类、苯妥英钠、汞剂、砷剂等均可以引起肾损害产生血尿。⑦全身性疾病：包括出血性疾病，如弥漫性血管内凝血、肾静脉血栓、血小板减少性紫癜、血友病、再生障碍性贫血、白血病等；心血管疾病，如细菌性心内膜炎、充血性心力衰竭等；其他如维生素 K 缺乏症、特发性高钙尿症等。还有几种比较特殊的血尿类型。

运动性血尿：指仅在运动后出现的血尿。一般多出现在竞技性的剧烈运动后，如长跑（也称马拉松血尿）、拳击等。据报道，部分患者血尿的原因是尿液在剧烈运动时，反复冲击膀胱壁引起的毛细血管损伤出血，运动前排空膀胱可减少其发生。

直立性血尿：指血尿出现在身体直立位时，平卧时消失。常见的原因是胡桃夹现象，多见于较为瘦高的青少年，30 岁以上者很少见。病因是由于左肾静脉受到腹主动脉和肠系膜上动脉的挤压，使左肾血液回流受阻，肾盂内静脉曲张渗血导致血尿。因此，一般具有非肾小球源性血尿的特点，但也有少数患者可以表现为肾小球源性血尿，并且可以合并直立性蛋白尿。患者预后良好，成年后大多血尿逐渐减轻，彩超可帮助诊断。

腰痛血尿综合征：常见于年轻女性，口服避孕药者，表现为一侧或双侧腰痛伴血尿，肾动脉造影显示肾内动脉分支变狭窄，有局灶肾缺血征象。需要注意的是，在诊断上述几种疾病后，应对患者进行长期随访，以防止漏诊泌尿系统的早期器质性疾病。

肾小球源性血尿与非肾小球源性血尿的鉴别要点如下。

●肾小球源性血尿一定是全程血尿，而非肾小球源性血尿则可能表现为初始血尿、终末血尿或全程血尿。确定全程血尿可以通过询问患者排尿时的所见肉眼血尿或者尿三杯试验（一次排尿分前、中、后三段留尿，观察血尿颜色或行尿沉渣镜检计数红细胞数量）。

●绝大多数肾小球源性血尿患者，尿中没有血丝、血块，而非肾小球源性血尿患者中血丝、血块较为常见。

●绝大多数肾小球源性血尿患者无尿痛，仅少数患者由于血尿刺激膀胱可产生轻微的尿痛。而非肾小球源性血尿患者有时可表现为尿痛，或在剧烈腰痛后排出肉眼血尿（肾结石或输尿管结石）。

●若尿沉渣镜检发现红细胞管型，则基本是肾小球源性血尿。

●检查尿红细胞形态，尿红细胞形态多形型提示多为肾小球源性血尿，均一型多为非肾小球源性血尿。

●肾小球源性血尿患者还具有肾病的其他表现，如蛋白尿、水肿、高血压等。

所以，一旦发生真性血尿，首先要搞清楚血尿来源。有的血尿如结石、异物等解除诱因后血尿便会消失；有的血尿则是全身性疾病的一个表现，尤其是血液肿瘤病引起的血尿，所以要认真寻找原因；有的血尿如运动性血尿、直立性血尿，则为良性血尿。

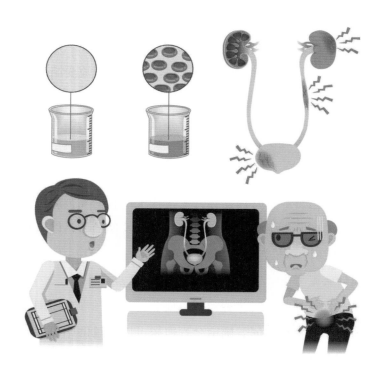

14　发现血尿后怎么办？

当患者出现血尿（此处指真性血尿）后，我们建议患者自己先不要恐慌（1 000 mL 尿中有 1 ~ 3 mL 血就可出现肉眼血尿，失血并不严重），平复情绪的同时，需注意观察血尿的一些基本情况，以方便就诊时医生的鉴别诊断。基本情况包括：观察尿液的颜色（鲜红如西瓜汁、淡红如洗肉水样、暗红如烟灰水样、深红如酱油色等；注意尿中有无血丝、血块或碎石渣等沉淀物；是初段血尿（血尿仅见于排尿开始）、终末血尿（排尿快结束时出现血尿）还是全程血尿（血尿出现在排尿的全过程中），以区分病变部位；有无其他伴发症状，如发热，尿频、尿急、尿痛等尿路刺激征（小婴儿可表现为排尿时哭闹不安），有无腹痛，有无现症感染或前驱感染史，有无外伤史（尤其是腹部，外阴等部位），有无剧烈运动，有无特殊用药等；同时，患者需带尿液去医院专科做进一步检查。其中，最关键的是留取晨尿（在标本采集前一天，仔细清洁外阴，清晨起床后、未进早餐和做运动之前，第一次排出的尿液即为晨尿），送至门诊检验科进行尿红细胞形态学检查，以帮助分析血尿原因；如持续肉眼血尿，不必拘泥于第二天留晨尿，需随时就诊行尿液检查。

那么，什么叫尿红细胞形态学检查呢？我们通过相差显微镜观察尿液中的红细胞形态，根据红细胞大小是否一致、形态是否相似、细胞内血红蛋白分布是否均匀，将血尿分为均一型和多形型两类。均一型血尿指红细胞大小一致，形态相似，血红蛋白分布均匀。红细胞与外周血红细胞相似，表明血尿由肾或尿路血管破裂，血液直接进入尿液所致。常见的导致均一型血尿的原因为：泌尿道感染，泌尿道结石，高钙尿症，左肾静脉压迫综合

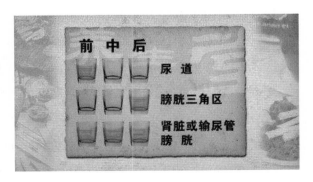

征，泌尿道外伤、畸形、肿瘤，药物所致的肾脏及膀胱损伤等，少见的如凝血功能异常也可导致均一型血尿（详见前文）。多形型血尿是指尿红细胞大小不等，形态多样，每个细胞内血红蛋白分布不均匀，提示红细胞是由肾单位进入尿液，常见原因为：各种类型的急、慢性肾小球肾炎，肾病综合征，继发性肾炎，遗传性肾炎，间质性肾炎，溶血尿毒症综合征，单纯性血尿，剧烈运动后一过性血尿等，需就诊肾内科，专科医生评估完善各项检查，必要时行肾活检明确诊断。如果两类红细胞尿混合存在，提示为混合型血尿，需要反复多次行尿红细胞形态检查，同时配合其他相关检查明确血尿原因。

国内外指南综合建议：首先，如果血尿患者先前明确有泌尿道感染史、月经史、剧烈运动史、特殊药物应用史，无需特殊干预；如果没有这些既往史，则需要进一步检测尿蛋白、尿沉渣及尿红细胞形态，监测血压和肾功能，以及一些影像学检查，进一步明确肾小球源性血尿或非肾小球源性血尿。非肾小球源性血尿中，对于年龄 >40 岁或长期吸烟或曾有化学物质暴露史的无症状的初发患者或有症状的初发患者，需在之后 6 个月、1 年、2 年、3 年监测尿液、红细胞形态及血压。美国和加拿大的指南指出：对于无症状的血尿患者需在随访后 3 年行泌尿道超声检查。而肾小球源性血尿，如合并蛋白尿、肾功能异常、系统免疫性疾病、家族史等，须积极诊断和治疗；如无其他合并症状，须随访 6 个月 ~ 1 年。

15 血尿如何治疗？需要止血吗？

血尿是很常见的临床症状，也是肾内科最复杂的临床症状之一。引起血尿的原因很多，对于血尿的治疗，要根据不同的病因选择不同的治疗方法。所以，血尿治疗的关键在于明确病因。

一般性的治疗包括合理安排生活起居，多卧床休息，尽量减少剧烈活动，养成规律的生活习惯，保持乐观的情绪，保证身心休息；多饮水，加快药物或结石排泄（肾病水肿者在医生指导下适度饮水）；以清淡饮食为主，少食辛辣刺激食物；积极治疗相关疾病，如扁桃体炎等疾病可诱发急性肾炎；慎用可导致血尿的药物等。

对于均一型血尿，如急性尿路感染，一般可以通过抗生素来进行缓解症状治疗；尿路结石也可以引起血尿，如结石体积不大可内科药物进行溶石治疗，对于尿路结石体积较大无自行排出可能的，可就诊泌尿外科进行碎石或取石治疗；泌尿系肿瘤也可引起血尿（尤其是表现为无痛性肉眼血尿者），对于早期的尿路肿瘤，可以通过手术的方法来进行治疗；有血液系统疾病的，可就诊于血液专科进行相关的规范治疗。排除外伤导致血尿后，其他类型血尿一般无需止血治疗（尤其是给予强力止血药），否则易形成血凝块而造成尿路梗阻的情况。

对于多形型血尿的治疗，临床上一般分两种情况，单纯血尿及血尿合并蛋白尿。单纯血尿又可分为两种：持续或反复发作镜下血尿及肉眼血尿。对于单纯镜下血尿，家族中也没有血尿或肾脏病家族史，临床上考虑遗传性肾炎可能性小，可定期肾内科门诊随诊，监测尿红细胞形态及肾功能变化，无需特殊治疗。反之，家族中有血尿或肾脏病家族史者，临床上不能除外遗传性肾炎可能，需完善肾活检及基因检查明确诊断。如明确诊断为遗传性肾炎（常见为 Alport 综合征及薄基底膜肾病），两者均无特殊治疗，前者根据基因型及性别差异，有不同的概率进展至肾衰竭（须行肾替代治疗，如肾移植，血液透析，腹膜透析），需定期随诊，监测肾功能，肾移植目前是治愈该病的唯一可能；后者又称家族性良性血尿，一般预后较好（有文献报道有很小的概率会进展至肾衰竭），无需特别处理，定期监测尿红细胞形态及肾功能情况。如果表现为持续肉眼血尿或反复发作性肉眼血尿，建议完善肾活检明确病因指导后续临床诊断与治疗。如果尿检提示持续血尿合并蛋白尿，建议行肾活检明确病因，以利于后期治疗。明确病因后，根据不同的疾病及临床症状的不同，肾内科专科医生评估后，会选择一般性治疗，如血管紧张素转化酶抑制剂或血管紧张素 II 受体拮抗剂等药物，护肾降蛋白中成药等对症治疗；病情严重者，会选用免疫抑制剂，如激素，钙调神经磷酸酶抑制剂，霉酚酸酯，细胞毒性药物等抗炎、抑制免疫治疗。专科治疗是一个长期的过程，需要患者坚持就诊、随访；即使临床治疗好转后，仍需定期随访，一般 3 年或以上无反复或复发即为临床治愈。总之，血尿治疗关键在于明确病因，对因治疗，定期随访。

蛋白尿

16 泡沫尿增多是不是说明有蛋白尿？

（1）正常成人的尿液是什么样子的呢

正常新鲜尿液为外观澄清透明、无杂质、琥珀色的液体。尿量和尿液颜色可根据饮水量不同而差别很大。大量饮水后尿量增加，由于稀释，尿液颜色可无色透明；限水后尿量减少，由于浓缩，尿液颜色可加深。

（2）正常成人的尿液会产生泡沫吗？产生泡沫尿最常见的原因是什么

正常情况下，我们的尿液中是不会出现泡沫的，因为正常尿液中各种物质的相互作用，使尿液有较强的表面张力而不易形成气泡。但当尿液中物质的含量发生改变时，如各种有机物质（蛋白质、葡萄糖等）和无机物质（钠离子、钾离子等电解质），尿液的表面张力会随之降低，由此形成了"泡沫尿"。

临床中最常见的形成泡沫尿的原因就是蛋白尿，蛋白尿是表示尿液中蛋白质含量增加的术语。健康成人每天通过尿液排出的蛋白质极少，为 30～130 mg，一般常规定性方法检查呈阴性（−），当尿液中蛋白质含量大于 150 mg/24 h 时蛋白质定性检查呈阳性，此时的尿液即可称为蛋白尿。

（3）出现泡沫尿就一定代表有蛋白尿吗

在门诊工作中，经常会有人因为尿液中出现泡沫而怀疑自己有"蛋白尿"来就诊。其实，出现泡沫尿病不一定代表有蛋白尿，蛋白尿的确定需要综合各

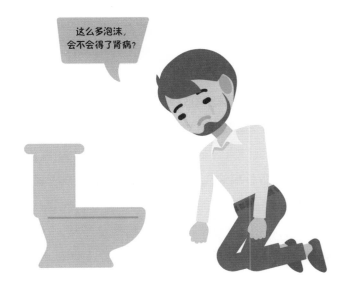

项尿液检查结果而定。如果各项尿液检测结果都显示为正常,则可以排除蛋白尿。所以,大家要记住,单纯的尿中出现泡沫不能等同于蛋白尿,发现自己尿中带泡沫的时候不要过于惊慌。

（4）泡沫尿可能提示什么？

◆ 出现泡沫尿但我们依然健康

有时候我们肉眼看到的泡沫尿并一定代表我们有问题了,还有一些其他的非自身原因可以形成泡沫尿。当我们排尿过急或排尿时站得过高时,尿液强力冲击液面,空气和尿液混合在一起,就会容易产生泡沫。

◆我们的身体确实出现了或小或大的变化

当我们在饮水过少、出汗过多、腹泻等情况下,人体因严重脱水,水分不足而引起尿液明显浓缩,使尿液中蛋白质及其他成分相对性增多。我们上面说到了,尿液中物质含量的改变可能会引起尿中带泡沫,这就是其中一种情况。如果是这种情况的话,及时补充水分,让我们的尿液稀释一下,再上个厕所,你可能会发现自己的泡沫尿消失得无影无踪了。

可以将肾脏简单地比喻成一个血液净化器,这个净化器是有其运作上限的,当出现在血液循环中的这些异常物质超过了血液净化器的运作能力而出现在尿中时,就使尿液成分发生改变,表面张力随之降低,泡沫尿就来了。

泌尿系统感染也可以引起尿液中泡沫增多。常见的泌尿系统感染有尿路感染、膀胱炎、前列腺炎等。这些情况通常会伴有相应的临床表现，最常见的就是尿频、尿急、尿痛症状。

糖尿病的患者，尿液中葡萄糖或酮体含量会升高，酸碱度会发生改变，尿液表面张力改变，而产生泡沫。但这种泡沫一般较大，且很快消失。

如前所述，尿液中蛋白质含量的异常升高是临床上引起泡沫尿最常见也是最重要的原因之一，是各种疾病尤其是肾脏疾病的重要临床表现。

当我们在发热或剧烈运动的时候，尿液中蛋白质排泄量会增加，有可能会出现泡沫尿。这种泡沫尿往往是一过性的，根据发热及运动的程度不同，持续数天到数周不等。各类原发性肾脏疾病，如各类原发性肾小球肾炎等和各类继发性肾脏损害，如糖尿病、高血压、肝炎等各种感染性疾病、风湿性疾病、血液系统疾病、肿瘤等，均可以直接或间接地损害肾脏，使尿液中蛋白质含量增加，而形成泡沫尿。

总之，泡沫尿的形成原因五花八门。如果你出现了泡沫尿，不妨仔细观察一下这些泡沫的形状。

如果泡沫较大或大小不一，并且持续时间较短，这常常是由于尿液成分的轻微改变而引起的尿液张力的改变，属于尿液流动过程中对冲而产生的泡沫。不妨先观察一段时间，看这些泡沫是否会持续存在。

如果是大泡沫且很快消失，则要警惕是否是糖尿病引起的尿糖了。

如果泡沫细小密集，且久久不易消散，这时候大家需要提高警惕了，这很可能就是我们担心出现的蛋白尿。

究竟你的尿液是否为蛋白尿或者是否正常，还是要以尿液检查为准，需及时进行进一步检查以明确。一句老话说得好，有时候你看到的并不一定是真的。

17 为什么蛋白尿时有时无？

有很多前来就诊的人会问："我之前有过蛋白尿，但是就那一次有过，现在的尿液都很正常，这个要紧吗？"说到这里，我们就要来聊聊有关"生理性蛋白尿"与"病理性蛋白尿"的问题了。

"生理性蛋白尿"和"病理性蛋白尿"顾名思义，就是一个是正常的，而一个提示存在病变，这两者是根据蛋白尿性质来进行划分的。

（1）生理性蛋白尿

所谓生理性蛋白尿，通常是指在发热、剧烈运动、情绪紧张之后出现的一过性的蛋白尿。生理性蛋白尿定性检测一般不超过（+），定量检测通常小于 500 mg/24 h，多见于青少年。生理性蛋白尿还可以再细分为功能性蛋白尿和体位性蛋白尿。

1）功能性蛋白尿

功能性蛋白尿容易出现在剧烈运

● 生理性蛋白尿————正常

精神紧张

剧烈运动

妊娠期等引起

● 病理性蛋白尿——存在病变

急慢性
肾小球肾炎、
肾盂肾炎等

动、发热、低温刺激、精神紧张、交感神经兴奋之后，表现为暂时性的、轻度的蛋白尿。

这种情况所致的蛋白尿颇为常见，据统计分析，功能性蛋白尿在青年人中的发生率可达到5%。功能性蛋白尿中以热性蛋白尿、运动性蛋白尿最为常见。

◆ 热性蛋白尿：热性蛋白尿是指在急性热病的早期出现的蛋白尿。随着发热的减轻蛋白尿逐渐消失。因发热至医院就诊，检查尿液常规时，会发现除了尿蛋白阳性外，尿液中白细胞、上皮细胞和管型都可能是阳性的。这正是热性蛋白尿的特点，此种类型的尿蛋白定量一般较少，通常小于 500 mg/24 h。

◆ 运动型蛋白尿：运动性蛋白尿是指健康人在剧烈运动后会出现的一过性蛋白尿。这种功能性蛋白尿的持续时间与运动强度有关，一般情况下会在 24 h

之内消失。如果是比较激烈而长时间的运动，那么蛋白尿可能就不会那么快消失，也许会持续 1 ~ 3 周，有时甚至可能持续 3 周以上。

这类蛋白尿看似严重，但一般情况下也没有涉及病理性的损伤。不过运动性蛋白尿依然存在着肾脏急性损伤的可能性，但由于是短暂发生的，肾脏还是有能力应付然后做好自我修复的。

2）直立性或体位性蛋白尿

直立性或体位性蛋白尿是指当我们身体处于站立状态或变换体位时所引起的蛋白尿。这种蛋白尿往往是由于血管解剖结构的异常而导致的，较常发生在身材瘦削的青少年中。通常情况下，此种蛋白尿的尿蛋白定量小于 1.0 g/24 h。尿蛋白定量大于 2.0 g/24 h 的人罕见。

体位性蛋白尿有时被分类于生理性蛋白尿之外。因为体位性蛋白尿仍有可能隐藏着器质性肾脏病的苗头。根据其出现时间的不同，又可将体位性蛋白尿区分为"一过性蛋白尿"和"固定再现性蛋白尿"两类。前者蛋白尿只是暂时性的，变换体位后有时出现，有时不出现。后者每逢体位改变即可出现，这种情况甚至可持续 5 ~ 10 年以上。目前认为，间歇性直立性蛋白尿通常不存在肾脏器质性病变的存在，而固定性直立性蛋白尿则有可能包括一部分极早期或轻型的肾小球疾病。

（2）病理性蛋白尿

所谓病理性蛋白尿，是指肾脏有器质性病变而造成的蛋白尿。肾脏的器质性改变是不可逆的，所以病理性蛋白尿通常为持续性的，一直存在的。值得注意的是，病理性蛋白尿会伴随一些相应的临床表现。

病理性蛋白尿依据其发生部位的不同，又可分为肾前性蛋白尿、肾性蛋白尿、肾后性蛋白尿。

1）肾前性蛋白尿

肾前性蛋白尿概括来讲，就是各种原因导致的血液中蛋白质含量增加，超过肾脏的运作能力，而引起的蛋白尿。

假设一个人输注了和自己血型不符的血液制品，这时候就会发生溶血，就是血细胞大量破坏。血细胞中有大量血红蛋白，血细胞一旦被破坏，这些血红蛋白就会大量释放进入血液循环中，超过肾脏滤过能力，出现在尿中，这种情况即为肾前性蛋白尿。

2）肾性蛋白尿

肾性蛋白尿为肾脏本身出现问题时而产生的蛋白尿。

◆ 肾小球性蛋白尿：是因炎症、中毒等原因导致肾小球结构的破坏，导致大量蛋白质突破肾小球这层滤网，又超过了近端肾小管对蛋白质的重吸收能力，从而导致大量蛋白质出现在尿液中。这种尿蛋白定量常大于或等于 2 g/24 h。

◆ 肾小管性蛋白尿：是肾小管对低分子量蛋白重吸收功能减退而所致的蛋白尿，一般尿蛋白含量较低，常 <2 g/24 h。

◆ 混合性蛋白尿：肾小球与肾小管同时受累导致的蛋白尿，尿中低分子量和中分子量蛋白同时增多，甚至可见大分子量的免疫球蛋白。

◆ 组织性蛋白尿：是肾小管代谢和肾组织破坏分解产生的蛋白质，由于炎症等因素导致此类蛋白排出增多形成蛋白尿，多见于重度肾小管炎症。

3）肾后性蛋白尿

肾后性蛋白尿一般不伴有肾脏本身损害，通常的尿液中混有多量血、脓、黏液等成分而易导致尿蛋白定性呈阳性。

病理性蛋白尿的分类及临床意义

分类	标志性蛋白	临床意义
肾小球性蛋白尿	白蛋白或抗凝血酶、转铁蛋白、前清蛋白、IgG、IgA、IgM 和补体 C3 等。	急性肾炎、肾脏缺血、糖尿病肾病等
肾小管性蛋白尿	A_1 球蛋白，β_2 球蛋白、视黄醇结合蛋白、胱抑素 C、βNAG	肾盂肾炎、间质性肾炎、重金属中毒、药物损害、肾移植术后等
混合型蛋白尿	白蛋白、A_1 球蛋白、总蛋白	糖尿病、系统性红斑狼疮（SLE）
溢出性蛋白尿	血红蛋白、肌红蛋白、本周蛋白	溶血性贫血、挤压综合征、多发性骨髓瘤、将细胞病、轻链病
组织性蛋白尿	T-H 蛋白	肾小管受炎症或药物刺激等
假性蛋白尿	血尿、脓尿、黏液等	肾脏以下的泌尿到疾病，如膀胱炎、尿道出血及尿液内混入阴道分泌物等

如果你的蛋白尿仅出现过一段时间，尿蛋白定量显示蛋白含量较少，而你又有发热、剧烈运动、情绪紧张或改变体位情况，那么很有可能是生理性的蛋白尿。如果你的蛋白尿一直存在，尿蛋白定量显示蛋白含量较多，且伴有血压升高、晨起颜面部水肿、下肢水肿、食欲不振、消瘦、无力、贫血等症状，往往提示病理性蛋白尿，具体是什么原因导致的病理性蛋白尿，需要及时就诊，查明原因。

18 怎么查尿蛋白更准确？

（1）尿液标本的采集和处理

1）尿液标本采集的时间

尿液检查原则上宜采用清晨第 1 次尿液标本，因为首次晨尿比较浓缩，且 pH 值偏酸性，尿中有形成分不易破坏。当然如果在留取清晨第 1 次尿液比较困难的情况下，也可以采用随机尿液标本来进行尿液检查。12 h 或 24 h 尿标本适合于各种定量检查，如要测定 24 h 尿蛋白定量则需要我们准确留取 24 h 的尿液标本。

在留取尿标本前的 72 h，要尽量避免剧烈运动，女性患者要注意避免在月经期间留取尿标本。

2）尿液标本采集的方法

留取尿液标本前应清洁外阴部，留取中段尿（上厕所时将尿液分 3 次排尽，第 1 次和第 3 次的尿液弃去，仅留取第 2 次的尿液，此即为清洁中段尿），以防止尿液标本受到污染而影响结果的准确性。

在留取 24 h 尿液标本时应注意，留取尿液标本当日上午 8 点须排空膀胱，自此以后至第二日上午 8 点的所有尿液都要收集起来。

3）尿液标本的保存

尿液标本留取完成后，最好不要搁置太长时间，尽可能在 30～60 min 内送检，以免尿液中有形成分溶解、细菌污染等而影响检查结果的准确性。

（2）尿蛋白定性检查

1）试纸法—简便、快速、应用广泛，可以在家中自行操作

尿蛋白试纸原理和 pH 试纸相似。将试纸在新鲜尿液中浸泡数秒然后等待一会儿，尿液中的蛋白质与试纸上的物质发生反应而导致试纸变色。将试纸条上的颜色与给出的标准颜色进行对比，你就可以根据颜色的相似度来判断自己的尿蛋白大概在什么水平。这种方法简便、快速、应用广泛（具体操作流程大家可以参照不同厂家不同产品的说明书）。

尿试纸法简单、快速、易行，但是不够精确。尿试纸法检测尿蛋白是有选择性的，蛋白质的种类很多，试纸法对尿液中"白蛋白"的检出是最为敏感的，而对其他种类的蛋白，其检出效率则差强人意。准确性也受到尿液浓缩和稀释的影响，简单来说就是尿液的"浓与淡"，如果尿液过浓，尿中蛋白质的含量就会相对增加，而出现假阳性的结果。相反，尿液过稀则有可能出现假阴性的结果。

2）尿常规检查是医院中最基本的检查项目之一

尿常规是医学检查中最基本的项目，尿常规所包含的检测项目中就有尿蛋白的定性检测。根据不同医院的不同条件而有所不同，其准确性自然是比普通的试纸法要高。

尿蛋白定性试验应连续检测 3 次，若这 3 次的检验结果均为阳性，则需要考虑进一步完善下面的尿蛋白定量检查。

（3）尿蛋白定量检查

1）24 h 尿蛋白定量

一般临床上进行较准确的尿蛋白定量分析均采用 24 h 尿蛋白定量。此方法通过收集一天的尿液标本，检测其中的蛋白质总量，可以较准确地反映蛋白质的排泄情况。但是在收集 24 h 尿液标本时，要按照标准方法留取，若标本留取不准确也会造成检测结果的误差。留取标本前还应注意，尽可能避免剧烈运动。

2）尿白蛋白 / 尿肌酐比值（ACR）或尿蛋白 / 尿肌酐比值（PCR）

由于 24 h 尿蛋白定量受到尿量收集准确与否、被检对象活动状态等因素影

响。因此，在临床上也常采用检测清晨第 1 次尿或随意 1 次尿液中总蛋白或白蛋白与肌酐的比值（ACR 或者 PCR）来替代上述 24 h 尿蛋白定量检测。

19 蛋白尿对肾脏有影响吗?

如果蛋白尿对我们的肾脏没有影响，我们为何会如此关注它呢？所以，这一问题的答案是肯定的，蛋白尿确实会对肾脏产生影响。

有一句话说得好，"冰冻三尺非一日之寒，水滴石穿非一日之功"。如果蛋白尿并非是持续经肾脏滤过，那么由它造成肾脏损害的可能性就比较小。就像我们前面提到过的"生理性蛋白尿"，这种蛋白尿由于绝大多数情况下是一过性的，对肾脏的影响就远远不如病理性蛋白尿这种持续性蛋白尿来得猛烈，它对肾脏的影响是微乎其微的。

在临床上，还有另外重要的指标可以用来反映肾脏损害程度指标，就是"肾小球滤过率（GFR）"。

肾小球滤过率，简单来说就是一项评价肾脏的滤过能力的指标。肾小球滤过率越高，说明肾脏的滤过能力越强，反之则滤过能力越弱。

肾小球滤过率可以帮助临床医生判断患者慢性肾脏疾病的分期、评价患者肾功能下降的进展速度和评价慢性肾脏病治疗后的效果，还可以为我们药物用量提供依据，对于判断开始肾脏替代治疗时机等方面也具有重要的意义。

肾小球滤过率的降低及尿白蛋白增高都与慢性肾脏病疾病进展加速相关，并且二者有协同作用。

20　查出蛋白尿该怎么办？

（1）随访

生理性蛋白尿多属于孤立性蛋白尿的范畴，也有潜在肾脏疾病的可能，此种类型的蛋白尿应该加强随访。生理性蛋白尿的预后和处理主要依照排泄蛋白质特点而定，依此可将其分为一过性、间歇性、持续性、体位性型等表现，根据特点提出如下随访建议。

◆一过性蛋白尿：属于功能性蛋白尿范畴，有短暂的尿蛋白质排泄，临床上未见到有严重的后果，此种类型的蛋白尿不需要作进一步检查或随访。

◆间歇性蛋白尿：临床上，可以看到大约有 50% 的尿标本是有蛋白尿的。这种类型的蛋白尿常在几年后自行消失。如果 24 h 尿蛋白排泄超过正常人，则应每年随访 1 次血压及尿液分析，直至蛋白尿消失为止。如果数年后蛋白尿持续性出现，则在定期复查时增加对肾功能这样项目的检查及随访。

◆持续性蛋白尿：持续性蛋白尿，根据肾穿刺活检有多种的肾损害，预后不一。此型患者应每年复查血压、尿液分析、血尿素氮和血清肌酐 1～2 次。如随访过程发现确实有肾脏损害，如血肌酐的上升等，可考虑进行肾穿刺活检术以明确肾脏损害的病因。但是该项检查仅提出供患者进行选择，并不是常规需要进行的检查。

◆体位性蛋白尿：此型患者很少发展为进行性肾脏病。对伴有血尿或间歇性转持续性蛋白尿的患者需要注意。这些人可能有轻度到中度的进行性肾脏损害，需要长期的随访血压及尿液分析。

（2）明确病因

对随访过程发现确实存在肾脏损伤证据的患者，则须进一步明确肾脏损伤的原因。有肾脏损害应及时至医院的肾病科进行就诊。肾脏损害分为原发性肾脏损害和继发性的肾脏的损害。原发性的肾脏损害，就是并非由其他原因所造成的肾功能异常，根源在于肾脏本身，如各种肾小球肾炎。继发性肾脏损害就是由于许多肾脏以外的因素，如代谢性疾病、感染性疾病、各种肿瘤和免疫性疾病发生于人体后，由于这些疾病而导致的肾脏损伤。常见的有高血压、糖尿病、多发性骨髓瘤、乙型肝炎感染等。

肾活检是确定肾性蛋白尿病因的金标准，据此可以做出明确的诊断。

（3）治疗

由于造成肾脏损伤及蛋白尿的病因各异，治疗方法也不尽相同。具体治疗措施应结合患者的症状体征、实验室检查、肾穿刺活检结果等，在专业肾病科医师的指导下进行。

> **总结**
>
> 1. 泡沫尿不一定就是蛋白尿，当你有蛋白尿时也可能没有泡沫，肉眼观察不可靠，需要通过尿液检查以判断有无蛋白尿。
>
> 2. 蛋白尿可分为生理性蛋白尿和病理性蛋白尿。生理性蛋白尿通常为一过性蛋白尿，而病理性蛋白尿通常为持续性蛋白尿。
>
> 3. 蛋白尿对肾脏确有或大或小的影响，尿蛋白水平结合肾小球滤过率可对肾脏损害程度有较好的评价。
>
> 4. 查出蛋白尿后，莫要惊慌，如果是生理性蛋白尿，则坚持随访尿常规、尿蛋白定量等指标；若为病理性蛋白尿，则需明确病因，根据不同情况，在专业肾病科医师指导下进行治疗。

尿量

21　一天的尿量多少算是正常？

尿液的生成是在肾脏中进行的。一般地说，成人每天经两肾全部肾小球滤过后形成的原尿约 180 L，但每天形成的尿液大概在 1.5 L 左右，不到原尿的 1%，这说明被肾小球滤出的水分有 99% 以上被肾小管和集合管重吸收。

正常人每天尿量大约在 1500 mL 左右，尿量每天小于 400 mL 称为少尿，少于 100 mL 称为无尿，大于 2 500 mL 称为多尿，大于 4 000 mL 称为尿崩。

（1）少尿与无尿

哪些原因会引起少尿或无尿呢？根据病变部位，可以分为：肾前性肾性和肾后性。

1）肾前性少尿或无尿是由各种原因所致的肾脏灌注不足导致的，肾实质本身没有器质性病变。常见原因如下。

◆有效循环容量不足，比如外伤或手术引起的出血，呕吐或腹泻引起的胃肠道液体丢失，使用利尿剂或尿崩引起的经肾体液丢失，烧伤或高温引起的经皮肤黏膜体液丢失，低白蛋白血症和挤压综合征引起的血管内容量相对不足，这些原因都可导致血管内循环血液量不足，从而减少肾脏血流灌注。

◆心脏搏出量不足，比如急性心肌梗死或心脏瓣膜病导致的心功能不全，肺动脉高压或肺栓塞等导致的肺循环异常，败血症、休克、过敏或扩血管药物过量导致的血管过度扩张，都可导致心脏搏出量减少，引起肾脏血流灌注不足。

◆肾动脉收缩，如使用去甲肾上腺素、肝肾综合征和高钙血症都可引起肾动脉收缩，直接导致肾脏血流不足。

如果上述因素没有及时解除，肾脏缺血程度较重且时间较久，可引起急性肾小管损伤，从而转变成肾性少尿。

肾前性少尿或无尿一般不会出现完全无尿，在及时纠正原发病后，肾功能可迅速恢复正常（一般 1~2 d 内）。

2）肾性少尿或无尿可由肾脏大血管病变、肾小球或微血管病变、肾小管或间质病变、终末期肾脏病等引起。具体阐述如下。

◆肾脏大血管病变，如肾动脉栓塞，肾静脉血栓形成或受压，均可引起肾脏灌注不足。

◆肾小球疾病或微血管病变，如急进性肾小球肾炎，重症狼疮性肾小球肾炎，妊娠高血压综合征引起的血管内皮损伤，恶性高血压、溶血尿毒综合征、血栓性血小板减少型紫癜和硬皮病肾脏危象等导致的血栓性微血管病，都可引起少尿 / 无尿。

◆肾小管、肾间质疾病，如严重缺血或接触毒素引起的急性肾小管坏死，过敏或感染性因素引起的急性间质性肾炎，管型肾病等。

肾性少尿或无尿与肾前性比较，治疗相对困难，部分患者治疗后肾功能虽可恢复，但恢复较慢，完全无尿者罕见。

3）肾后性少尿或无尿由肾脏以下泌尿道病变导致泌尿系梗阻引起，包括：①输尿管病变，结石或血块堵塞引起输尿管腔内狭窄，肿瘤或瘢痕所致输尿管壁病变，腹腔肿瘤或腹膜后纤维化压迫输尿管壁，均可引起输尿管梗阻。②膀胱颈病变，肿瘤、结石、血管堵塞和前列腺病变引起膀胱颈梗阻。③尿道病变，最常见为结石引起尿道梗阻。

肾后性少尿或无尿的典型表现为突然完全无尿，可反复发作。当梗阻解除后，可很快恢复尿量。梗阻时间较长者，肾功能可能难以完全恢复。

（2）多尿与尿崩

尿崩是由于各种原因导致抗利尿激素分泌不足或肾脏对抗利尿激素反应缺陷而引起的一组症候群，其特点是多饮、多尿、烦渴、低比重尿和低渗尿。

多尿与尿崩可分为溶质利尿〔尿渗透压 > 300 mOsm/(kg·H_2O)〕、水利尿〔尿渗透压 < 150 mOsm/(kg·H_2O)〕、混合性利尿（溶质利尿和水利尿）。

1）溶质利尿，包括静脉注射盐水和使用呋塞米后出现的电解质利尿，糖尿病患者、使用甘露醇或造影剂后出现的非电解质利尿，以及兼有电解质和非电解质的混合型溶质利尿。

2）水利尿，分为肾性尿崩症（完全性及不完全性）、中枢性尿崩症（完全性及不完全性）、妊娠期尿崩症和饮水过多。①肾性尿崩症，指血浆里抗利尿激素水平正常甚至偏高，但肾脏因病变不能浓缩尿液而持续排除稀释尿的病理状态。常见病因有遗传性（精氨酸加压素受体 2 基因异常或水通道蛋白 2 基因异常）、药物性（使用碳酸锂和两性霉素 B）、肾间质病变（干燥综合征和多囊肾可引起）、其他（如急性肾小管坏死恢复期）。②中枢性尿崩症，是由于创伤、肿瘤、手术等多种原因引起下丘脑、垂体柄和垂体后叶损伤导致抗利尿激素合成、转运和分泌不足而造成的的尿崩症，男女发病比例相同，可发生在各年龄段。③妊娠期尿崩症，由于胎盘产生加压素酶，分解了血中的抗利尿激素，产后可恢复。④饮水过多，可由精神性多饮、口渴中枢病变和高肾素血症引起。

3）混合性利尿，兼有上述溶质利尿和水利尿。

22　少尿的原因有哪些？

我们衡量的不是一次的尿量，而是 24 h 的尿量，也就是说，如果你一天一夜的小便全部收集起来，还没有一瓶矿泉水那么多（<400 mL），那就是少尿。如果 24 h 尿量 <100 mL，那就是无尿。不管是少尿还是无尿，都是需要非常警惕的情况，很多引起少尿或无尿的疾病，进展起来非常快，一定要及早就医，抓住治疗先机，以免延误病情。

要理解这个问题，我们还得从肾脏这个器官说起，肾脏就是我们脊柱旁边的两颗"蚕豆"，它大小跟我们的手掌差不多。说起来，可以把肾脏的功能简单的理解为一个"净水器"，能够把身体里面产生的各种代谢垃圾和多余的水分清除干净。但是这些"废产品"并不是留在"净水器"内部，而是随着"废水"，也就是我们的尿液直接排出体外，正因为有"净水器"的存在，所以我们的身体才不会有代谢废物和多余水分的蓄积。

于是，就不难理解，为什么会产生少尿了。当进入入水管水太少（肾前性）、净水器有问题（肾性），或者出水管堵了（肾后性），就是最常见的少尿原因的分类了。

先说说肾前性，简单来说就是通过入水管进入肾脏的血液少了，医学叫有效循环血容量不足，导致肾脏血液灌注减少，所以产生的尿液就相对少了。有生活经验的人不难发现，当我们喝水少、天气炎热、或者拉肚子的时候，小便就会变少。但是这种少尿，一般来说时间不会太长，程度不会太重。当我们适当增加液体摄入后，少尿的情况很快就会得到改善。

有一些肾前性的少尿是病理性的，例如有心脏病的老年人，可能有心肌梗死或者心力衰竭的病史，这个时候心脏的泵血功能下降，泵到肾脏的血液也就少了，导致尿量变少。同时因为身体的水分排不出来，会有下肢水肿或者全身水肿的情况出现。所以，心脏病患者的"药单"上面，往往会有利尿剂的出现（例如速尿片或者安体舒通），这样可以促进尿量排出身体多余的水分，从而减轻心脏的负荷。

还有一些在医院才能看到的少尿，例如出血的病人、烧伤的病人、白蛋白低的病人，某些内分泌疾病的病人，都是因为出现进入肾脏的血液相对减少引发的少尿。另外，在日常生活中，我们要注意，有些药物如 ACEI/ARB 类降压药、非甾体类消炎药等，同样也会导致肾前性少尿的发生，患者在用相关药品的时候，记得关注自己的小便情况。

肾性少尿，也就是"净水器"出了问题，是大家谈虎色变的"肾病"。肾病的类型分多种，一般来说，如果是短时间内出现少尿，需要警惕急性肾炎，一定要尽快就医。如果尿量是慢慢减少，慢性肾脏病可能性比较大。具体说来，肾脏血管病变、肾小管、肾间质或者终末期肾脏病

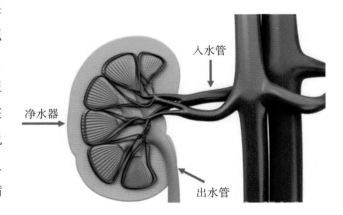

入水管

净水器

出水管

都可能出现少尿的情况，具体是哪种问题，应当如何诊治，就需要患者住院后进一步明确。

还有一种情况，也就是我们"出水管"堵了，我们身体的"出水管"由输尿管、膀胱和尿道三部分组成，所有可能引起这三个部分堵塞的因素都有可能引起肾后性少尿。前列腺增生，会从外部压迫尿道，引起少尿。除此之外，如果少尿伴有剧烈腰痛和血尿，要注意是不是结石可能。最后，例如各类肿瘤、血块、血栓等造成的出水管堵塞，都会引起少尿。

理解少尿的定义和了解少尿的产生机制，对于分辨和应对我们生活中碰到的少尿情况很有帮助，一旦确认真的有"少尿"的发生，请及时就医，让医生帮助您。

23　少尿是不是肾衰竭？

肾衰竭在医学上分为急性肾衰竭和慢性肾衰竭；急性肾衰竭是由各种原因引起的肾功能在短时间内（几小时到几周）突然下降而出现的氮质废物潴留和尿量减少综合征。广义的慢性肾衰竭是指慢性肾脏病引起的肾小球滤过率下降及与此相关的代谢紊乱和临床症状组成的综合征，简称慢性肾衰竭。

> **病例**
>
> 患者，男，56岁，10 d前无明显诱因出现咳嗽，伴黄脓痰，无恶心，呕吐，无头晕，头痛，无腹痛腹泻，无发热皮疹关节疼，无肉眼血尿、尿频、尿急、尿痛等症状，患者在当地查尿素氮 31.17 mmol/L，肌酐 548 μmol/L。尿常规示：红细胞（+++），白细胞（+++），尿蛋白（++）。肾脏彩超未见明显异常。血常规示：白细胞计数 16×10^9/L，中性粒细胞 79.2%。胸部 CT 提示肺部感染。给予抗感染治疗 2 d，患者自觉症状加重，遂至急诊科。急诊查血生化示：尿素氮 34.44 mmol/L，血肌酐 697 μmol/L，尿酸 744 μmol/L，碳酸氢根 15.7 μmol/L。尿常规示：红细胞（+++），尿蛋

白（＋＋）。血常规示：白细胞计数 $14.94 \times 10^9/L$，中性粒细胞78.8%，门诊以"急性肾功能不全"收入院。

患者入院后24 h尿量为50 mL，这个比少尿还要严重，该患者经过抗感染、床边血液透析治疗后，患者经历少尿期、多尿期、恢复期，患者尿量恢复到2 000 mL左右出院。本患者少尿只是急性肾功能衰竭的一个临床症状，当然并不是每一个肾功能衰竭的患者都会有少尿表现。

各种慢性肾脏疾病均可以导致肾功能进行性减退，最终发展为慢性肾功能衰竭。常见的病因有原发性肾小球肾炎、慢性肾盂肾炎、小管间质性肾病、遗传性肾炎、尿路梗阻；以及继发于全身性疾病的肾功能不全，如系统性红斑狼疮，糖尿病、高血压、多发性骨髓瘤，以及各种重金属及药物所致的肾脏病。

（1）肾功能衰竭的临床表现

1）胃肠道表现　尿毒症中最早和最常出现的症状，初期以厌食、腹部不适为主，以后出现恶心、呕吐、腹泻、口有尿臭味甚至消化道大出血等。

2）精神、神经系统表现　精神萎靡、疲乏、头晕、头痛、记忆力减退、失眠，可有四肢麻木，皮肤痒感，甚至下肢痒痛难忍，需经常移动，不能休止等；晚期可出现嗜睡、烦躁、谵语、肌肉震颤甚至抽搐、惊厥、昏迷。

3）心血管系统表现　常有高血压，长期高血压会导致左心室肥厚扩大，心肌损害，发生尿毒症性心肌炎。

4）血液系统表现　贫血是尿毒症患者必有的症状，除贫血外还有容易出血，如皮肤瘀斑、鼻出血、牙龈出血、黑便等。

5）呼吸系统表现　酸中毒时呼吸深而长。代谢产物的潴留可引起尿毒症性支气管炎、肺炎、胸膜炎，并有相应的临床症状和体征。

6）电解质紊乱　代谢性酸中毒、脱水或者水肿、低钠血症和钠潴留、低钙血症和高磷血症。

（2）肾功能不全患者饮食治疗的重点

1）能量 肾功能不全营养不良发生率较高，供给充足的能量保证蛋白质和其他营养素的充分利用，一般建议 30 ~ 35 kcal/（kg·d）。

2）碳水化合物 充足的碳水化合物是能量供给的基础，主要以米面为主，有条件的可以给予食用麦淀粉制作的米面，由于大米和面粉中植物蛋白及磷含量相对较高。因此，可适当食用土豆、芋头、藕、山药等淀粉类食物，以替代一部分主食（高钾血症患者除外）。

3）蛋白质 为降低血尿素的生成，减轻肾脏负担，主张采用低蛋白饮食。高蛋白饮食可引起肾小球高灌注、高滤过、高压力，加速肾小球血管的硬化，加速肾功能恶化。根据氨基酸代谢特点，肾功能不全病人血液中必须氨基酸浓度下降，非必须氨基酸水平升高，营养治疗尽量减少植物蛋白质，供给必须氨基酸高的优质蛋白如牛奶、鸡蛋、猪瘦肉、鱼虾、鸡肉。

4）脂肪 肾功能不全早期就有脂质代谢紊乱，容易发生高胆固醇血症和高甘油三酯血症。因此应限制脂肪摄入，避免食用动物皮、肥肉、脑花、奶油、油炸食品等高脂、高胆固醇食物。

5）水 肾脏通过对尿的浓缩来调整尿的渗透压，使代谢产物顺利排泄，当肾脏浓缩能力减退，尿量会成倍增加，因此应增加液体量防止脱水。但如果水肿，少尿或者无尿应限制液体量，肾功能不全病人全天进水量应控制在前一日尿量加 500 ~ 800 mL。

6）钠、钾 钠的供给量 根据肾功能、水肿程度、血压、血钠水平而定，一般食盐 3 ~ 5 g/d，避免食用榨菜、腌菜、咸菜等高

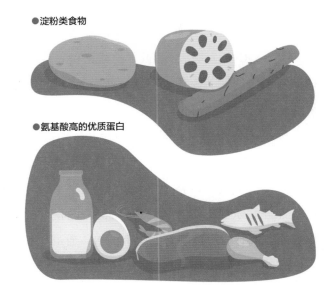

●淀粉类食物

●氨基酸高的优质蛋白

钠食物，但若伴有呕吐、腹泻、低钠血症患者，应适当放宽盐的摄入量。肾脏是维持血钾的重要器官，当肾功能不全，肾小球滤过率下降无法维持血钾平衡时，对钾的摄入十分敏感。高钾血症和少尿应限制豆类、水果和果汁、蔬菜和菜汁类；低血钾和多尿应及时补钾，因此监测血钾很重要。

7）钙、磷　由于肾小球滤过率下降（小于 50 mL/min)，磷的滤过和排泄减少，血磷升高，血钙降低，诱发骨质疏松，应采用高钙低磷膳食，适当增加牛奶、虾皮、鸡蛋、鱼虾、深绿色蔬菜（须监测血钾）的摄入。

24　少尿用利尿剂就会好吗？

如果出现少尿，是不是就可以马上用利尿剂，且用完之后就可以马上好呢？

利尿剂是指作用于肾脏，增加钠、氯等电解质和水的排出，产生利尿作用。临床上主要用于治疗各种原因引起的水肿症状，如心衰、肾衰、肾病综合征及肝硬化等。按照利尿剂作用效能和作用部位可以分为 5 类，包括碳酸酐酶抑制剂、渗透性利尿药、袢利尿药、噻嗪类利尿药和保钾利尿药，临床上以后 3 种使用为主。

袢利尿剂能特异性地抑制分布在肾小管髓袢升支粗段 Na^+-K^+-$2Cl^-$ 共转运子，抑制 NaCl 的重吸收，减低肾的稀释和浓缩功能，排出大量接近于等渗的尿液，以呋塞米（速尿）为代表。该类药物起效快、作用强，口服 30 min 内，静脉注射 5 min 后生效，维持 2～3 h。

噻嗪类利尿剂主要抑制肾小管远曲小管近端 Na^+-Cl^- 共转运子，抑制 NaCl 的重吸收，促进尿液的排出，以氢氯噻嗪为代表。该类药物口服吸收快而完全，口服后 1～2 h 起效，4～6 h 药物浓度达到高峰，是一种中效利尿剂。

保钾利尿剂作用于肾脏集合管和远曲小管，通过直接拮抗醛固酮受体（如螺内酯）或者通过抑制管腔膜上的 Na^+ 通道（氯苯蝶啶、阿米洛利）而起作用，为低效能利尿剂。前者起效缓慢但持久，服药后 1 d 起效，2～4 d 达最大效应；后者起效快，但维持时间短。

根据以上的介绍，我们可知目前临床上主要使用的利尿剂，均是干预肾脏肾小管或集合管的不同节段上 Na^+ 通道，改善肾脏的利尿作用来促进尿液的排出。假设患者是因为休克、大出血等原因引起的绝对血容量不足和肾脏血流灌注不足，或者因为输尿管、膀胱及尿道梗阻性而引起的少尿，贸然使用利尿剂，反而会加重病情，引起更大的危害。所以当出现少尿时，不能马上就使用利尿剂，需要先查明少尿的原因。如果是绝对血容量不足性少尿，需要在扩容的同时或者之后，合理使用利尿剂，保护肾脏功能。如果是梗阻性少尿，需要先解除梗阻后再予以对症治疗。假设患者是由于心功能不全、肝硬化或者肾病综合征等原因引起，相对循环血容量不足，可以予以利尿治疗，但同时也要予以病因的治疗。因为利尿剂主要是针对肾脏肾小管的干预作用而起到利尿，所以我们绝大多数情况下都可以使用利尿剂改善肾性少尿，但是否均会有效呢？这个主要取决于病情的严重程度及病因是否得到较好的控制，可以根据病情进行利尿剂种类和剂量的合理搭配，同时兼顾病因的治疗。如果患者病情严重，残余肾功能低，利尿剂效果可能欠佳，必要时需要行血液净化治疗。

使用利尿剂的过程中，我们需要根据患者的疾病特点，针对性地选择一种或多种利尿剂的联合治疗。我们还要注意其副作用，如水电解质紊乱、高尿酸血症等。袢利尿剂和噻嗪类利尿剂过度使用，可能导致低血容量、低血钾、低血钠、低氯性碱血症及高尿酸血症等。保钾利尿剂的长期使用可致高钾血症，高钾血症患者禁用。对于白蛋白水平低的水肿患者，如肾病综合征，必要时可能需要用利尿合剂，或先补充白蛋白升高血浆渗透压，再予以利尿治疗。

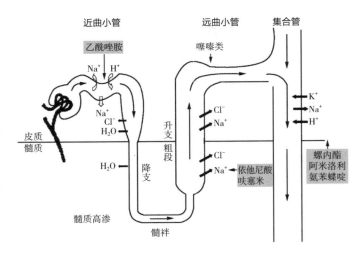

不同类型利尿剂作用于肾小管的不同部位

25 为什么晚上尿量比较多？

夜尿是指在正常进食和睡眠规律情况下，持续出现夜间尿量大于白天尿量。正常生理状态下白天尿量大于夜间尿量，白天尿量与夜间尿量之比约为（3～4):1，正常人夜间可排尿 2～3 次，总夜尿平均量约为 500 mL（300～800mL），如夜尿超过或等于白天尿量且排尿次数增多称为夜尿增多。也就是说在青年人群中夜尿量超过 24 h 尿量的 20%，在 65 岁以上老年人中，夜尿量超过 24 h 尿量的 33%。那么为什么会出现夜尿增多？夜尿增多是生理性的还是病理性的？

夜尿增多的原因有很多。有生理性原因，比如睡前大量饮水或进食汤、稀粥，或是吃了很多利尿的食物（比如西瓜），那么肾脏排水量就会相应增加，导致夜尿增多。随着年龄的增加，老年人出现动脉硬化，肾脏的浓缩功能逐渐减退，因此老年人常常出现夜尿增多。病理的夜尿增多可分为肾性及肾外的原因。当肾功能不全的时候，肾脏集合管对抗利尿激素的反应下降，肾小管和集合管重吸收水分的能力受限，再加上肾小管间质损伤，对水和溶质的重吸收下降，肾髓质渗透压梯度消失，使肾脏对尿液的浓缩功能减退，故夜尿量增多。这里举个例子：长期高血压导致的肾脏损害常常发生肾小动脉硬化，出现肾小管间质损害，导致远端肾小管浓缩功能受损，病情之初便可表现为夜尿增多。某些慢性疾病可导致机体发生水潴留，例如慢性充血性心衰，肝硬化，及各种原因导致的水肿或胸水、腹水，体内有过多的水分潴留。当夜间卧床后，血液循环得到改善，潴留水分回流入血液，加上卧位肾脏位置较低血流量增加，故排尿量增加。因此夜尿增多可以是心功能不全早期的信号，阻塞性睡眠呼吸暂停综合征也是引起夜尿甚至遗尿的原因之一。主要原因是睡眠呼吸暂停使右房压力升高，从而导致心房钠尿肽分泌增加，从而增加了钠和水的排泄。以上这些夜间多尿情况的出现，主要与抗利尿激素分泌减弱，心房尿钠肽分泌增加，以及夜间体液回流增多有关。

某些引起多尿的疾病，也可以导致夜尿。如临床常见的糖尿病。一方面，肾小管受损伤时尿液浓缩功能下降产生低比重尿；另一方面，糖尿病人血糖浓度增高，血浆内大量小分子溶质（葡萄糖）经过肾小球超滤后形成原尿，导致原尿渗透压增高对抗肾小管的重吸收，形成渗透性利尿，出现多尿。血糖越高，排出的尿糖越多，尿量也越多。中枢性尿崩症由于下丘脑－垂体病变，抗利尿激素合成缺陷导致远曲小管和集合管重吸收水的能力下降，尿液浓缩障碍引起多尿。精神性烦渴由于不伴有口渴阈值的改变，对水的摄入没有限制也会产生夜尿。临床某些疾病的药物也可导致夜尿，例如利尿剂，治疗高血压的钙通道阻滞剂，某些抗抑郁药物如选择性 5 羟色胺再摄取抑制剂，锂剂和四环素类药物均可以通过不同机制增加尿量而导致夜尿。

需要值得注意的是，夜尿也可以因为膀胱容量减低，而导致排尿的次数增加而引起。导致膀胱容量减低的原因有很多，临床常见原因包括膀胱下梗阻或膀胱出口梗阻，包括良性前列腺增生；逼尿肌过度活动；膀胱炎（细菌性、间质性、结核性、放射性）；神经源性膀胱；尿道、膀胱或前列腺的恶性肿瘤等。举个常见的例子，夜尿次数增多是前列腺增生最常见的现象。早期夜尿次数增多是因为前列腺增生后膀胱三角区肌层代偿性肥厚，逼尿肌反射亢进所致。主要表现为夜尿次数增多，但白天排尿次数不多，其原因是白天注意力分散，尿意阈值升高。而夜间环境安静，注意力集中，尿意阈值下降，加之入睡后大脑皮质抑制能力变弱，突向膀胱腔生长的增生前列腺可有更频繁的激惹反应，因而首先出现夜尿增多。此外夜尿还可见于精神性夜尿，由于精神紧张，如遗尿者常出现夜间频繁预防性排尿，久而久之可形成习惯。这一段落讨论情况，主要是夜间排尿次数增加而无尿量增加，严格意义上不属于夜尿增多的范畴。

尿频、尿急、尿痛

26　尿频是肾亏吗？

很多人不了解尿频与肾亏的关系，要想弄明白它是怎么回事，必须要从尿频说起。正常人如果饮水正常（每天饮水量在 1 000 ~ 1 500 mL），在 20℃ 左右的室温、没有过度运动出汗的情况下，白天小便次数不超过 6 次，夜间小便 0 ~ 2 次之间，这都属于正常排尿。所以，尿频是指白天小便次数大于 6 次或者夜间小便次数大于 2 次，全天排尿次数大于 8 次，它是一种症状并非是疾病。

肾亏，一般指肾虚，是中医名词，中医认为肾虚是肾脏精气阴阳不足。肾的精气从作用来说可分为肾阴、肾阳两方面。肾虚以肾精亏虚为中心以及由此而引发的肾气虚、肾阴虚、肾阳虚等证候。

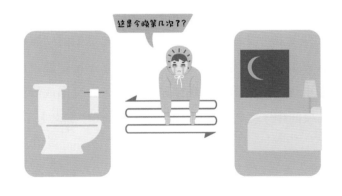

（1）在诊断尿频之前，我们必须排除饮水过多导致的尿频。饮水过多时，身体必须排出过多的水分，此时出现的尿频属于正常现象，是生理性尿频，与饮食、情绪、环境等因素有关。冬季尿频现象增多源于身体水分代谢排出方式的改变，皮肤是人体最大的器官，夏季人体水分通常以汗液大量排出，冬季出汗少，更多会以尿液排出。有的老年人肾脏浓缩尿液功能降低，摄入少量水即可生成尿液，且老年人盆底部肌肉松弛、膀胱弹性差，较少尿量便可引起较强尿意。

如果尿频时伴有尿痛就可能是病理因素了，很可能与尿路感染、膀胱炎、前列腺炎、肾盂肾炎、肾小球肾炎、甲亢、尿道狭窄、神经源性膀胱、良性前列腺增生等疾病有关，是需要去医院检查确诊后对症治疗的。

哪些原因可能引起尿频呢？①炎症：尿道炎、膀胱炎、前列腺炎、肾盂肾炎等。②结石：膀胱结石、尿路结石等。③肿瘤：膀胱癌、前列腺癌、尿道旁腺囊肿等。④内分泌疾病：糖尿病。⑤其他：饮水过多、精神紧张、气候寒冷、进食有利尿作用的食物等。⑥妊娠期增大的子宫压迫、蛲虫病。

（2）肾虚的种类有很多，其中最常见的是肾阴虚、肾阳虚。

肾阴与肾阳相互依存、相互制约维持人体的动态平衡，当这一平衡遭到破坏后，就会出现肾阴肾阳偏衰或偏盛的病理变化。肾阴虚表现为口干舌燥、皮肤瘙痒、失眠多梦、心情烦躁及耳鸣头晕等症状，肾阳虚表现为面色白、腰膝酸疼、精神不振、手足冰冷、畏寒怕风、腹泻等。

哪些原因可能引起肾虚呢？①人过中年以后，人体肾精自然肾衰，这是生长壮老已的自然规律。②空气污染、食品污染、核磁辐射等使许多毒素淤积在人体内威胁健康。③其他疾病累及到肾：人体各脏腑之间在生理上具有相互制约的关系，在病理上也相互影响。④竞争压力过大：现代社会带来的负担，使大多数人承受巨大的身心压力，从而出现肾虚，这也是目前认为最主要的后天形成肾虚的主要病因。⑤很多人一有病就用药，很多药物对肾脏有损伤，所以滥用药物也是引起肾虚的重要病因。⑥饮食不当，没规律，经常食用油腻食物或辛辣食物、吸烟饮酒过度等。

中医上的肾虚和现代医学所指的肾衰竭并不是一回事，肾虚只是气血阴阳虚弱了，并不会像肾衰竭那么严重而危及生命，而且肾虚者必须重视补肾，但不能乱补。而对于尿频来讲，最为重要的不是治疗，而是预防。要预防尿频的发生，需要做到以下这些要求：控制饮食，睡前适度控制饮水，不喝浓茶和咖啡。平时在身体锻炼上也得下功夫，不要长期坐着或者躺着，喝水要适度，一般成人一天 1～2 L 的水，保持良好的心情，忌熬夜、酗酒，生活作息要规律。祝广大尿频患者可以拥有一个健康的肾，健康的身体。

27 老年人为什么容易尿频？

尿频是临床上的常见症状，其因年龄的关系往往有所不同。青壮年患者以女性尿路感染最多见。而对于老年患者，尿频常常反复发作，病情容易反复。这是因为老年人机体抵抗力较低，且诱发因素较多。常见的因素有尿道内或尿道口周围的炎症（包括妇科炎症、前列腺炎）、糖尿病、肾脏病及多种原因导致的尿路梗阻等。另外前列腺肥大、糖尿病或者神经系统疾病所致的膀胱麻痹，虽无细菌感染，也同样会出现尿频症状。

（1）老年尿路感染

老年人尿路感染的增加与老年人的生理改变有关。如女性绝经后雌激素分泌减少，阴道上皮萎缩，致病菌容易在阴道繁殖增生；子宫下垂导致膀胱排空能力减退和会阴部污染。男性因前列腺增生易导致尿路梗阻，以及前列腺分泌物杀菌活性减弱。长期卧床、压疮感染、留置导尿管及泌尿系统侵入性操作等，都是老年人易发生前尿路感染的危险因素。

（2）前列腺增生

男性前列腺增生多发生在老年患者中，尿频是其主要表现，早期以夜尿为主，主要原因是增大的前列腺阻塞膀胱出口而影响尿液排出，使膀胱内总有一部分尿贮存，医学上称"残尿"，残尿越多，尿频越明显。长时间的尿液潴留，可以导致双肾积水、扩张，逐渐影响肾功能。这种肾功能不全是由于尿路梗阻引起的，如及早治疗是可以恢复的。如果时间拖长了，则会造成不可逆损伤，最终导致慢性肾功能不全。另外，膀胱内长期有残尿贮存也会容易造成尿路感染，除尿频外，还可以出现尿痛、血尿等。

（3）膀胱过度活动症

膀胱过度活动症是一种以尿急症状为特征的综合征，常伴有尿频和夜尿症状，可伴或不伴有急迫性尿失禁。现代研究认为，膀胱过度活动症是膀胱老化（特别是逼尿肌老化）的结果，根本原因在于膀胱肌肉的异常收缩造成尿急等症状。与糖尿病等常见的慢性疾病相比，膀胱过度活动症对患者生活质量的影响更大。尿频、尿急、夜尿增多是困扰患者的主要症状。其中夜尿多，不仅会严重影响患者的睡眠质量，导致失眠，还可能增加患者发生高血压、脑卒中等其他慢性病的风险。另外，膀胱过度活动症也会增加患者的心理压力，给患者的日常生活和工作带来很多不便。

（4）尿道综合征

尿道综合征在女性中很常见，病因多种多样，多有尿道解剖结构异常和病变及焦虑性神经官能症，部分患者原因不明。在 50 岁以上妇女中约 1/3 发生阴道萎缩和干燥、尿频、尿失禁，此类患者普遍存在心理问题，主要表现为焦虑、恐惧、疑病、失眠和强迫症状。这些精神症状往往与尿频、尿失禁等下尿路症状一同出现，互相影响。还有一部分抑郁症、焦虑症患者以躯体症状为主要表现，而掩盖其精神症状。其躯体症状可表现在任何系统和器官，也可表现为尿频、排尿困难等。

（5）关于老年患者夜尿频繁的因素

老年人尿频有很大一部分表现为夜尿频繁，其原因有以下几点。

1）年龄因素：随着年龄的增长，老年人睡眠质量逐渐下降，易被轻度尿意刺激觉醒。

2）生理因素：老年人的肾脏浓缩尿液的功能降低，摄入少量的水分便可生成一定量的尿液。老年人的膀胱弹性差，容积减小，较少的尿量便可引起较强的尿意。

3）病理因素：泌尿系统的疾病为直接因素，老年男性常见的有前列腺增生、膀胱肿瘤、膀胱结石等；老年女性则因尿道短，且自净能力降低易导致各种尿道感染。除此之外，老年人多患有多功能系统性疾病，可造成全身内环境紊乱，导致系统功能失调，如冠心病、糖尿病、肿瘤、脑血管疾病等。

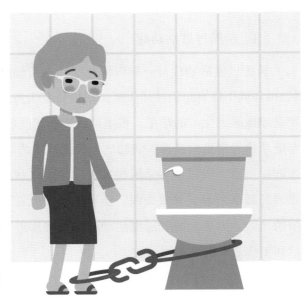

4）环境、心理因素：新环境及声音、光线、温度、湿度和卫生条件的改变，会影响老年人的生活规律。由于机体疾病的病痛会增加其心理压力，使其长时间处于精神紧张状态，从而导致夜间排尿增多。

5）药物因素：老年人因其基础疾病可能会长期服用各种药物，其中利尿剂或者其他药物的利尿作用会造成尿量增加、夜尿频繁。

6）生活习惯：有些老年人习惯进食含水分较多的食物。另外习惯于睡眠前饮用较多的茶或其他饮品，也会造成夜尿增多。

总之，老年人尿频会对其生活质量、精神状态、疾病控制等带来很大影响。然而，造成老年患者尿频的原因有很多，采取多种方式、方法来减轻老年人的尿频，对老年人疾病的治疗是至关重要的。

28　尿频和多尿是一回事吗？

排尿是人体的一种正常生理现象，但是有时候人们会感觉自己尿液多（多尿），尿的次数频繁（尿频）。那么尿频和多尿到底是一回事吗？

（1）什么是尿频？什么是多尿呢？

尿频：尿频是一种症状，而并非是一种疾病。

多尿：是指在一定时间内，所排出的尿量比一般高。每天（24 h）排尿多于2 500 mL 称为多尿。

（2）什么情况下尿频是正常的？什么情况下尿频提示可能有病变呢？

尿频可为生理性和病理性的。

生理性尿频可由进水量增加引起，通过肾脏的调节作用，尿量增多，排尿次数亦增多，可出现尿频。气候变化（天气寒冷）、紧张情绪等亦可引起尿频。特点是每次尿量不少，也不伴随尿急等其他症状。

病理性的尿频常见于以下几种情况。

1）炎症性尿频：膀胱有炎症时，控制排尿的中枢处于兴奋状态，产生尿频，并且每次尿量较少，是膀胱炎的一个重要症状。病人表现为尿的次数频繁而每次尿量少，多伴有尿急和尿痛，尿液显微镜检查可以见到炎性细胞。也见于尿道炎、前列腺炎和尿道旁腺炎等其他尿路炎症。

2）精神神经性尿频：尿频仅见于白天或夜间入睡前，常属精神紧张或见于癔病的患者。尿的次数频繁而每次尿量少，不伴有尿急尿痛，尿液显微镜检查无炎性细胞。这一类平常多见于中枢及周围神经病变如癔症，神经源性膀胱（膀胱实质没有病变）。

3）多尿性尿频：顾名思义，排尿次数增多而每次尿量不少，全天的总尿量增多。见于糖尿病，尿崩症，精神性多饮和急性肾功能衰竭的多尿期。

4) 尿道口周围病变：尿道口息肉和尿道旁腺囊肿等刺激尿道口也可以引起尿频。

5) 膀胱容量减少性尿频：表现为持续性的尿频，每次尿量少，药物治疗难以缓解。多见于膀胱占位性病变（如膀胱肿瘤等）；妊娠时子宫增大或卵巢囊肿等压迫膀胱，也可引起尿频，这就是为啥孕妇总是爱排尿的原因。

（3）对于多尿的原因，您了解多少呢？

多尿分为暂时性多尿和长期性多尿。

暂时性多尿：比如饮水过多，喝过量的咖啡、酒等，或进食过咸或者过甜，这可都是会导致多尿的。

长期性多尿：

◆**内分泌与代谢疾病**：例如，糖尿病、长期低钾血症、钾缺乏、高钙血症、尿崩症等。

◆**肾脏疾病引起的多尿**

肾性多尿：又叫肾性尿崩症，有肾脏病史，肾功能检查尤其肾小管功能的检查表现异常。

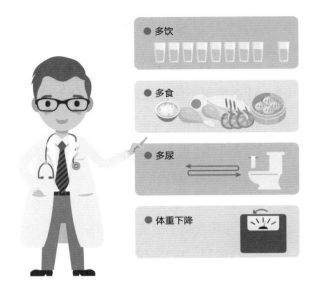

● 多饮

● 多食

● 多尿

● 体重下降

急性肾衰竭：急性肾衰竭临床上分肾衰竭前期，少尿、无尿期、多尿期、恢复期四期，多尿期尿量逐渐增加是其特点。

慢性肾衰竭：慢性肾衰竭的早期往往表现多尿（主要是夜尿增加），代表肾小管浓缩功能障碍。

◆**利尿药物导致的多尿**：因治疗原因（如颅内压增高）需用甘露醇，山梨醇等药物所致，高血糖也可表现为多尿，若同时应用利尿药物则多尿表现更为显著。

◆**精神性多饮、多尿症**：女性多见，多饮、多尿与情绪相关并伴随情绪波动，夜间多尿不显著，是间歇性的，患者往往可以耐口渴，此时尿量可以明显减少。

◆**遗传性肾性尿崩症**：这一类在日常生活中很少见，属于遗传性疾病，出生后就表现为多尿，多尿出现比多饮先。

29 什么是尿急?

医学中尿路刺激征包括尿频、尿急、尿痛，这是尿路感染的典型症状。尿路感染常见于女性，男性发生尿路感染相对少见，老人和小孩也较为常见。

尿频、尿急、尿痛均是症状并非疾病。尿急表现为排尿有急迫感，尿意一来，即需排尿，不可稍有懈怠；或排尿之后，又有尿意，急需排尿，尿急常见于炎症、结石、异物、肿瘤、高温环境所致的尿浓缩、神经源性膀胱或精神因素等，可伴有尿痛。

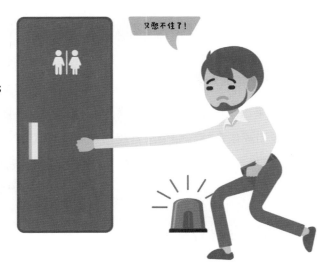

（1）常见原因有哪些？

1）膀胱尿道受刺激：最常见为炎症性刺激，在急性炎症和活动性泌尿系结核时最为明显。如肾盂肾炎、肾结石合并感染、肾结核、膀胱炎、尿道炎、前列腺炎、阴道炎。急性膀胱炎，尿道炎，特别是膀胱三角区和后尿道炎症，尿急症状特别明显。再者为非炎症性刺激，如膀胱结石、尿道结石、输尿管下1/3段结石等，以及膀胱肿瘤、尿道肿瘤、前列腺肿瘤等，膀胱或尿道内异物、膀胱瘘和妊娠压迫等刺激。

2）膀胱容量减少：如膀胱占位性病变，或膀胱壁炎症浸润、硬化、挛缩所致膀胱容量减少。

3）膀胱神经功能调节失常：有的妇女在性冲动时有尿急的感觉，这可能是尿路感染或生殖系统出了问题。这是由于女性的膀胱、子宫和尿道都与阴道极

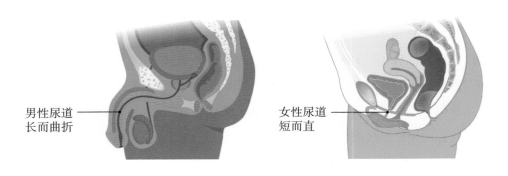

男性尿道
长而曲折

女性尿道
短而直

其临近，尤其是尿道，很可能在性生活中受到创伤。使用避孕环也可能导致尿急感，尤其是避孕环不合适的时候。

（2）如何判断?

如果出现尿急，可伴有尿频、尿痛，甚至出现发烧，畏寒，腰疼这些症状，那么应当查尿常规。如果尿常规白细胞大于 5/HP，则需要考虑尿路感染的可能。尿培养是诊断尿路感染金标准，尿培养培养出具体病菌，基本可以判定为尿路感染。

（3）大致治疗与注意事项

急性单纯性膀胱炎，一般是口服抗生素治疗。急性肾盂肾炎，通常会有发热，畏寒，腰痛等症状，疗程长。一些复杂性尿路感染如留置导尿管、免疫功能异常、器官移植也容易发生尿路感染。另外，虽然男性不易发生，但一旦男性发生尿路感染，会被视为复杂性尿路感染，治疗相对复杂。治疗期间可适当进行下腹部及膀胱区域热敷，或洗热水浴、热水坐浴。生病期间停止房事，以免进一步加重病情。

30 尿痛应注意什么?

相信生活中很多人都会因为各种各样的原因出现尿痛的症状，那么如果遇到这种情况，应该注意什么呢?

尿痛是一种临床症状，是指患者在排尿时出现在尿道，或者耻骨上区、会阴部位疼痛。疼痛程度有轻有重，常常表现为一种灼烧样的疼痛，重的时候就犹如刀割。而引起尿痛的疾病多种多样，最常见为尿路感染，一般上尿路感染全身症状明显，常伴有发热、腰痛等症状，尿痛症状不明显，而下尿路感染则常伴有尿急、尿频、尿痛症状。当然，患者自己也可以根据排尿过程的前、中、后疼痛加以区别。第一种是排尿前，即憋尿的时候疼痛，尿排出去以后疼痛缓解，这种是排尿前的疼痛；第二种是排尿过程中疼痛，即当尿液排出的时候，会感到尿道的刺痛，或者尿道的酸痛、胀痛；最后一种则是排尿后的疼痛，俗称空痛，即排尿以后趾骨联合上区仍觉不适或疼痛。

（1）尿痛分类

◆男性尿痛

具体可分为以下几种情况：①排尿开始时尿痛明显，或合并排尿困难者，病变多在尿道，常见于急性尿道炎。②排尿终末时疼痛，且合并尿急者，病变多在膀胱，常见于急性膀胱炎。③排尿末疼痛明显，排尿后仍感疼痛，或不排尿亦痛者，病变多在尿道或邻近器官，如膀胱三角区炎、前列腺炎等。④排尿突然中断伴疼痛或尿潴留，见于膀胱、尿道结石或尿路异物。⑤排尿不畅伴胀痛，老年男性多提示前列腺增生，亦可见于尿道结石。⑥排尿刺痛

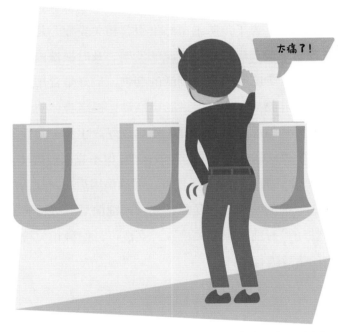

或烧灼痛，多见于急性炎症刺激，如急性尿道炎、膀胱炎、前列腺炎、肾盂肾炎。

◆女性尿痛

首先，因为生理结构的原因，女性的尿道与阴道毗邻而居，细菌很容易侵入阴道，引起尿路感染导致尿痛。其次，因女性阴道与肠道、肛门邻近，很多大肠细菌也会闯入阴道，引发阴道炎等，从而导致尿痛。再次，尿道邻近器官的炎症，例如宫颈内膜炎等也可能引起尿痛。最后，虽然女性尿路的表面上覆盖着一层像保护膜的黏液层，在正常情况下，阴道黏膜会滋生一种乳酸杆菌，使阴道呈酸性，可以抑制细菌侵入。但这些自然防御功能因先天性缺乏或后天

性改变时，容易引发阴道或尿路感染。

（2）尿痛的预防及治疗

日常生活中，应如何预防尿痛以及如果发现有尿痛的症状，应该怎么治疗呢？

1）预防：①更好地维护泌尿生殖系统健康和卫生状况是非常重要的，在日常生活中养成多饮水、勤排尿的习惯，这样可以增加尿量，起到冲刷尿道保持健康的目的。憋尿是一个不良的习惯，如果长期憋尿，尿液无法将细菌冲走，那细菌就会大量的繁殖并在尿道口和尿道聚集，就可能引起尿路感染。②注意个人卫生，为了预防细菌感染引起相关炎症，每天应该用温开水清洗外阴，有效预防细菌和病毒感染情况的发生。及时换洗内裤，内裤最好是每隔两三个月换新。③少吃一些辛辣刺激的食物，最好是食用一些清淡的食材，含有膳食纤维和营养物质，可以促进肠胃蠕动，提高身体的新陈代谢，有效地缓解排尿出现的异常情况，对身体健康也比较好。④对于女性患者，预防尿痛应从防治各种生殖道疾病开始。增加轻微运动，但不宜剧烈运动，以阻止宫颈内膜炎的发生。

2）治疗：先做相关检查，明确病因后再对症治疗，不可盲目治疗。

尿痛的常规检查是尿常规、尿细菌培养等检验及膀胱相关检查，必要时对男性还可行前列腺相关检查，女性可行妇科相关检查，具体情况可根据临床医生的指导进行。

肾脏病其他症状

31 腰痛是肾脏病吗？

在我们的现实生活当中，经常会碰到这样的问题，"我最近腰痛，可能患了肾脏病"，也有人开玩笑说腰痛了患"肾虚"病了，腰痛的患者也往往会就诊肾脏内科门诊，结果医生经过询问病史、体格检查和化验发现确实不是肾脏病。其实，导致腰痛的原因很多，肾脏问题导致的腰痛也是原因之一。那么，哪些病可以引起腰痛，我们如何来自检自己腰痛是患了肾脏病还是其他的疾病。

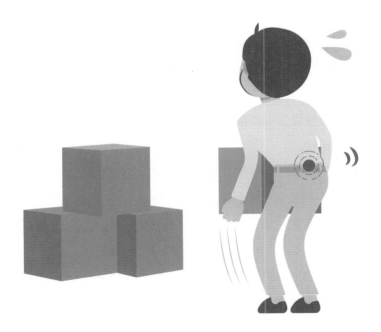

（1）腰痛常见于哪些疾病呢，它们各有何特征？

1）腰肌劳损：这是肾脏内科门诊常见的因腰痛而就诊的疾患，本病因过度负重或长期处于一种固定体位，导致负重肌群长期处于紧张状态而发生的慢性炎症损伤，也有可能因腰部扭伤或因剧烈运动造成肌肉组织急性损伤未得到及时治疗而转变为慢性炎症状态。本病表现为腰部酸痛、钝痛，劳累后加重，休息时缓解。两侧腰大肌有明显压痛。也就是说，腰肌劳损与腰部肌肉过度负重有关。常见于农民、工人、运动员等体力劳动者。

2）腰椎间盘突出症：本病也常见于肾科门诊，很多人误认为腰痛是肾脏病，前往肾科门诊就诊发现并没有患肾脏病。腰椎间盘突出症常见于负重工作者，如搬运工人、体重运动员，常有超负荷重物搬运史，易可由腰部外伤引起。近年来，这一疾病在从事办公室工作的人员中发病率明显增加，也称之为"桌子病"，是腰部肌群长期缺乏锻炼，腰肌萎缩而引起的。本病可突发或缓慢发病。表现为腰痛、弯腰疼痛加剧、咳嗽、喷嚏时加重，不能负重，卧床休息时可有缓解。随着椎间盘突出程度的加重，可出现下肢疼痛、麻木，坐骨神经痛，甚至影响排便排尿功能。

3）脊柱炎：此类疾患有强直性脊柱炎、增生性脊柱炎、结核性脊柱炎等。强直性脊柱炎是一种风湿免疫性疾患，以腰背部僵硬疼痛、脊柱畸形为特征。它是一种系统性疾病，往往伴有心脏、眼和神经等系统的病变。增生性脊柱炎表现为晨起腰痛、酸胀、僵直，但活动后可缓解，而活动过多疼痛又会加重，部分患者傍晚时疼痛明显，平卧时疼痛可缓解，敲打腰部有舒适感，腰椎无明显压痛。结核性脊柱炎除有腰痛、活动受限外，常常合并纳差、午后低热、乏力、消瘦等结核中毒症状。

4）消化系统疾患：有些消化系统疾患也可表现为腰背部疼痛，如胃十二指肠溃疡、急慢性胰腺炎，慢性胆囊炎等。但这些疾患除腰背部疼痛外常有消化系统疾病的其他表现，如反酸、嗳气、打饱嗝、厌油腻、上腹部疼痛等症状，而且与进食有明显关系。

5）盆腔脏器疾病：在这类疾病中，如果男性出现腰骶部疼痛，伴有尿频、尿急、排尿不畅、夜尿增多，可能有前列腺炎症或前列腺增生症。女性常感腰低部疼痛、腹部坠胀，可能存在慢性附件炎、宫颈炎、子宫脱垂、盆腔炎或肿瘤等疾患。

其实，引起腰痛的非泌尿系统疾病还有很多，对于持续腰痛不缓解的患者，应前往综合医院就诊，明确诊断、在医生指导下对因治疗是十分必要的。

（2）泌尿系统哪些疾病会导致腰痛呢？

其实，常见的引起腰痛的泌尿系统包括肾盂肾炎、泌尿系结石、肾炎、肾结核、肿瘤、肾下垂和肾积水等。

1）肾结石：肾结石是常见的引起腰痛的泌尿系统疾病，广义肾结石包括肾脏结石、输尿管结石、膀胱结石、尿道结石等。肾脏结石和输尿管结石均可表现剧烈腰痛，这种疼痛"犹如刀绞"，所以老百姓常说"肾结石不要命，但疼死人"。这种疼痛往往是结石移动后被卡顿在某一位置，导致输尿管强烈收缩引起。患者常合并恶心、大汗、尿频、尿急、尿痛，有些患者也可表现发热。肾脏和输尿管结石在无剧烈疼痛的情况下，往往会因结石阻塞出现肾积水，表现为腰部胀痛或其他不适。类似肾结石的这种剧烈腰痛，也可见于肾动脉栓塞、糖尿病或肾盂肾炎坏死肾组织脱落入输尿管中形成输尿管梗阻者。

2）急慢性肾盂肾炎：常见于女性，急性炎症时由于肾盂的炎症肾包膜紧张度增加，可表现腰部酸痛、隐疼、胀痛，也可伴有寒战、高热，尿频、尿急、尿痛。慢性炎症情况下，由于肾脏受炎症导致肾髓质废退，肾脏缩小，可能出现腰痛或腰部不适，但病史中往往有慢性反复性尿频、尿急、尿痛。不论是急性还是慢性肾盂肾炎，这类疾病的腰痛均多见于单侧，医学检查发现肾区有不同程度的压痛、叩击痛。化验尿中白细胞增多，尿细菌学培养会发现致病菌的存在。

3）慢性肾脏疾病：慢性肾脏疾病包括各种原发性肾小球肾炎和各种继发性肾脏疾患。前者包括常见的慢性肾炎、肾病综合征、IgA肾病等，后者包括系统性红斑狼疮、糖尿病、高血压等引起的肾脏损害。这些疾病也可表现出腰痛，但是更重要的是这些患者往往有水肿、高血压、蛋白尿、血尿，也可伴有不同程度的肾功能损害。

正如以上所讲，引起腰痛的疾病是很多的，不能一味认为腰痛就是患了肾脏疾病。这里要强调的是，现在有一种错误的观点，认为腰痛就是"肾虚"，误认为患了肾脏疾病。其实，老百姓所讲的"肾虚"是一种中医的诊断，中医中的"肾"是一个复杂的整体，它的视野更为宏观，和西医中的肾脏并不是一个概念。从广义讲，中医的"肾"可能包括了泌尿生殖、神经内分泌、消化、血液、骨骼肌肉、呼吸、心血管等多个系统，是一种综合辩证的整体概念。因此，不能把"肾虚"等同于肾脏疾病。

因此，患了腰痛之后应学会自检，如果自己找不到原因而腰痛持续不能缓解应前往综合医院就诊，必要的尿检、血液生化、X射线、CT或MRI等检查是必要的。尿检作为筛查肾脏病的最基本的方法，如果尿检无异常，肾脏B超以及肾脏功能检查无异常，就可以排除肾脏疾病的可能。另外，因为慢性肾脏疾病起病隐匿，可能出现腰部不适、尿中泡沫增多、夜尿增多，留意这些症状学会自检肾脏疾病是十分重要的。最后，建议普通人每年1~2次体检，尤其做个尿常规检查花不到10元钱的成本，就能排查是否患了肾病。另外，学习肾脏病知识，了解肾脏疾病的危害，做到知晓肾脏病、早期发现肾脏病、早期诊断和治疗肾脏病是非常必要的，要坚信，肾脏病是可防可治的。

32　恶心怎么会查出肾衰竭？

病例

40岁的老李因为不思饮食、恶心前往医院消化科就诊，一查发现是尿毒症，老李想不通，怎么一个简单的恶心会成为尿毒症呢？事实上，人体在新陈代谢过程中，会产生很多代谢废物，这些代谢废物对身体是有危害的。正常情况下，机体会通过一定的排泄途径排出这些"废物"，这些排泄途径包括胃肠道、呼吸道、肾脏和皮肤等，从而"净化"机体，保障人体正常的生理活动。大家都知道，人和动物排出的尿液有一种"尿骚味"，实际上这是机体新陈代谢产生的氨类、尿素类、胍类和腈类等代谢物，医学上称之为"毒素"，如果这些毒素不能及时有效从肾脏排泄而在体内积聚，就会引起消化系统、心血管系统、血液系统甚至神经精神系统的疾病。老李就是因为长期的肾脏病变，没有得到及时有效的治疗，已经发展为肾脏功能衰竭，肾脏的残余功能不足以处理并排泄这些代谢毒素，体内毒素蓄积，毒素对胃肠道的刺激引起了食欲减退、恶心的表现。

为什么肾脏功能衰竭会出现这样的结果呢？在正常情况下，肾脏具有强大的排泄功能。人体新陈代谢产生的代谢废物会出现在血液中，正常的机体会通过肾脏对血液进行滤过、排泄从而达到净化机体的目的，排除过多的水分和对人体有损害的代谢废物。血液经过"肾脏滤过单位"肾小球滤过而形成原尿，原尿成分和我们人体的血浆完全相同，后者再通过肾脏的另一功能单位肾小管，肾小管又将其中绝大部分水、全部的糖、部分盐重新吸收入血，而将代谢废物排出体外，从而保持了正常机体血液的净化。那么肾脏会排除哪些代谢废物，才能保证我们的机体稳定的内环境，而维持正常的生理活动呢？这些代谢废物对人体会造成哪些影响呢？人体代谢产生的废物医学上按照分子量的大小分为小分子毒素、中分子毒素和大分子毒素。小分子毒素主要有进食盐类代谢后产生的诸如钠离子、氢离子、钾等，蛋白质类代谢产物——氮代谢产物，如尿素、肌酐、肌酸、尿酸、胍类、胺类、酚类、吲哚类及糖类代谢产物晚期糖基化产物，中分子、大分子毒素主要有人体各类激素和蛋白质代谢产物，如甲状旁腺激素、胰高血糖素、内皮素、血管生成素、血管升压素、缩胆囊素及脂质代谢的产物如脂质过氧化终产物。这些毒素对人体都是有害的。比如，进食的盐类代谢后多余的钾离子会被肾脏排泄，如果肾脏病变不能有效将钾离子排出体外，会出现高钾血症，发生心脏骤停的恶果。钠离子不能被及时有效排泄会导致水肿、高血压等。氢离子不能有效排泄，人体就会出现酸中毒，甲状旁腺激素不能有效处理并排泄会导致甲状旁腺功能亢进，后者会严重影响人的生活质量。如果氮代谢产物在体内蓄积，会刺激胃肠道的一系列病变，同时，对红细胞生存寿命造成一定的影响。因此，肾脏在机体代谢废物的排泄方面发挥了十分强大的作用。另外，肾脏还具有内分泌功能，它可以产生红细胞生成素、活性维生素D_3及调控系统血压的很多血管活性物质，这些激素在人体生命活动中具有非常重要的作用，同样也需要肾脏代谢并排泄。肾脏就是这样经过很复杂的过程有效滤过血液、排泄机体无用甚至有害的废物，才能维持人体细胞内环境的稳定，维持正常的生命活动。

老李为什么会被诊断为尿毒症呢？事实上，老李患了慢性肾脏疾病。慢性肾脏疾病常常缺乏临床表现，表现隐匿，长期的肾脏病变没有及时发现，未得到及时的治疗，导致肾脏的功能单位长期的炎症损伤而废退。如果肾脏慢性病变没有得到有效控制，健存的功能单位数量逐渐减少，当健存肾小球减少到30% 时，肾脏难以处理并排泄机体每日代谢产生的过多的水分和各种毒素，毒素开始在体内蓄积，也就是慢性肾脏疾病发展到肾衰竭阶段。在这种情况下，体内蓄积的某些毒素可刺激胃肠道引起食欲缺乏、恶心、呕吐。各种酸性代谢产物蓄积导致代谢性酸中毒也可引起恶心、呕吐、食欲下降。血液中氮类代谢物蓄积，可促进胰腺分泌增加，胃蛋白酶原释放，胃黏膜抵抗力降低，胃黏膜损伤，慢性肾衰时的低钙血症可使促胃液素分泌增加，导致胃酸升高，促进浅表、糜烂性胃炎病变甚至胃十二指肠溃疡，表现为晨起恶心，不思饮食，上腹烧灼感、饱胀感，反酸、打饱嗝。也可表现为胃排空延迟，表现为腹胀、恶心、频繁呕吐。另外，肾衰竭以后，消化系统还可能表现为口腔和食管炎，代谢废物的蓄积、电解质紊乱等因素，患者出现呼吸出现"尿骚味"和其他异味。

从老李的病历可以看出，食欲不振，甚至恶心、呕吐等消化系统的表现是慢性肾衰竭常见且较早出现的症状。有些患者总是先去到消化科或者肝病科就诊，结果耽搁了病情。从老李的这个经历中我们应该吸取教训，尽管大多数慢性肾脏疾病症状隐匿，但是还是有些蛛丝马迹可循，比如患慢性肾脏疾病者免疫功能失调、而且长期蛋白尿的排泄导致功能蛋白丢失易发生感冒，可出现晨起眼睑颜面水肿、尿中泡沫增多，夜尿增多等现象，有的患者可有明显症状如血尿、水肿、高血压等。其实，我国成年人慢性肾脏疾病发病率高达10.8%，由此而引起的慢性肾衰竭已经成为严重影响人类健康的公共卫生问题。同时，这类疾病也给患者家庭、社会带来巨大的经济负担。因此，为了提高全民对慢性肾脏疾病的知晓率，普及全社会对慢性肾脏疾病防治意识，世界肾脏病基金会、世界肾脏病协会把每年三月的第二个星期四定为"世界肾脏病日"，每年此时，在中华医学会肾脏病学分会的组织下，各省在同一时间采用不同的方式进行肾脏病防治宣传活动，提高全民对慢性肾脏疾病的防治意识，促进全社会对慢性肾脏疾病的关注。其实，肾脏病是可防可治的，正常的每年一次健康体检是必须的，花10块钱进行尿检筛查，早期发现、早期诊断、早期治疗肾脏病，就有可能避免日后肾衰竭而透析或换肾的威胁，对于有慢性肾脏疾病的患者应该定期在专科医院就诊，做好二级预防、防治肾衰竭的发生。做好三级预防，延缓患者发展到尿毒症需要透析或肾移植的时间。

33　肾脏病为什么会出现贫血？

　　生活当中，有些人常常因为贫血首先选择去血液科就诊，以为患了血液系统的疾病，结果检查发现是肾病导致的贫血，为什么会这样呢？其实贫血的原因很多，其中肾脏疾病导致的贫血也是常见的贫血原因，而且由于慢性肾脏疾病表现隐匿而不被及时发现，因此肾性贫血常常被忽视或误诊。肾脏疾病导致的贫血医学上称为肾性贫血，在慢性肾脏疾病透析人群，肾性贫血的患病率高达98%，它是慢性肾脏疾病血液系统损害的表现之一，随着慢性肾脏疾病的进展，当肾脏受损到一定程度，就会出现肾性贫血，随着肾功能不全程度的加重，贫血会加剧。

　　原来，我们人体各组织器官生命活动需要养分，正常情况下红细胞具有携氧能力，它能携带氧气并将其运输到各器官、组织和细胞以供人体生理活动的需要，这些功能的实施需要红细胞有稳定的结构和正常的功能，而保持红细胞结构功能正常的重要物质就是血红蛋白。如果红细胞数量下降，血红蛋白水平下降，甚至红细胞形态变化，从而出现贫血的一系列改变，如指甲、眼结膜苍白、面色苍白，疲乏无力、食欲减退等症状。为什么肾病患者会出现贫血呢？其实，人体的肾脏能产生一种促进红细胞成熟的激素，名为红细胞生成素，红细胞的成熟不仅仅需要正常的骨髓造血功能，而且需要红细胞生成素和造血所需要的原料，这些因素缺一都不能产生成熟、功能强大的红细胞，也就是

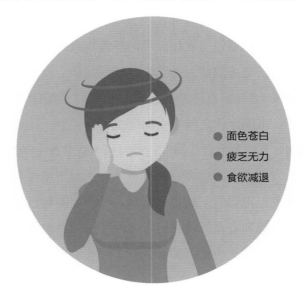

● 面色苍白
● 疲乏无力
● 食欲减退

说，即使有正常的骨髓造血，没有红细胞生成素，骨髓中原始红细胞则不能转变为成熟红细胞，人体即表现为贫血状态，红细胞也就不能发挥其应有的功能。在慢性肾脏疾病进展的过程中，随着健存肾单位数量的减少，红细胞生成素分泌随之减少，当肾脏分泌的红细胞生成素的总量不足以满足身体的需要时，骨髓中原始红细胞难以分化为成熟红细胞，即出现贫血。这是肾性贫血最主要的原因。其次，慢性肾脏病患者尤其在发展为肾功能不全之后，体内毒素蓄积，对消化系统的刺激，食欲减退，甚至有些患者并发慢性胃炎，胃、十二直肠溃疡等问题，胃肠道对铁吸收障碍使机体缺铁、维生素 B_{12} 合成障碍等，加之慢性肾脏疾病低蛋白饮食管理的要求，蛋白质的摄入减少，尿蛋白排泄增加，造血原料减少也是引起贫血的常见原因。再次，慢性肾脏疾病时，尤其是慢性肾功能衰竭病人常有出血倾向，如鼻衄、牙龈出血引起失血和造血原料丢失，体内蓄积的毒素干扰红细胞的生成和代谢，红细胞脆性增加及脾功能亢进等加速红细胞破坏，红细胞寿命缩短等，也可能是肾性贫血的原因之一。

在日常生活中，如果发现贫血，我们如何来判断是肾性贫血呢？事实上，肾性贫血是在慢性肾脏疾病基础上发展而来的。只有肾功能受损，肾脏功能失代偿才出现贫血，这时候医学检查发现血清肌酐大于 $256\,\mu\,mol/L$，肾小球滤过率低于 $60\,mL/min$。因此，在肾性贫血出现前，往往有慢性肾脏疾病的病史，典型表现者可出现不同程度的水肿、高血压、蛋白尿和血尿，水肿可表现为晨起眼睑、颜面水肿，也可表现为双下肢凹陷性水肿甚至出现胸腹水，血尿可表现为肉眼血尿或镜下血尿。有的患者则表现为多尿、夜尿增多，体力不足，也有患者病情更为隐匿，几乎没有任何症状，而是在体检中发现蛋白尿和（或）镜下血尿，才知道自己患了肾病。随着慢性肾脏疾病的发展，贫血的程度随之加重。但是，不同个体之间贫血程度也可有差异，比如多囊肾所致的肾衰竭比其他原因的肾衰竭贫血轻，马兜铃酸肾病出现贫血早于其他原因的肾衰竭者。

肾性贫血对患者有哪些危害呢？对于慢性肾脏疾病患者来讲，肾性贫血的出现可以说是雪上加霜，意味着肾功能障碍已经发展到严重的阶段，贫血、慢性肾衰竭和心血管疾病三者之间形成一种恶性链条，互相促进，这种恶性三角关系增加了此类患者的心血管事件和心血管死亡发生率、增加了患者的再住院率，也增加了患者的全因死亡率。因此，可以说肾性贫血对患者造成的危害更大。

　　肾性贫血应该怎么办呢？由于慢性肾脏疾病大多表现隐匿，无明显的肾脏病病史，加之有些患者从未做过尿液检查，已经出现了贫血才前往医院就诊，结果发现患了肾脏病。因此，建议普通人1年1~2次的体检是十分重要的，做到知晓慢性肾脏病的危害、早期发现、早期诊断、早期治疗肾脏病，预防肾功能的衰竭；肾性贫血的主要原因是肾脏产生红细胞生成素减少，因此，红细胞生成素的体外补充是纠正肾性贫血的途径之一。目前用于补充体内红细胞生成素的药物有很多，如利血宝、益比奥等，在医生指导下使用、监测和调整。另外，还有一类药是通过刺激体内红细胞生成素的内部产生，科学家发现通过诱导缺氧诱导因子的产生，可以促进红细胞生成素的稳定产生，从而保障机体红细胞生成素的需要而纠正贫血。如现在已经有市售的药物罗沙司他，后者成为首个在中国获批上市的肾性贫血口服新药，简单方便，不需要注射，但仍需要在医生指导下用药、监测和调整。另外，要重视造血原料的补充，正如前面所讲，慢性肾衰竭患者存在铁的吸收和利用障碍。因此，在给予红细胞生成素的过程中，需要补充铁剂，可根据临床情况选用口服补铁和静脉补铁。同样，这些药物的使用也需要肾脏专科医生的指导和定期评估；对于已经实施血液净化治疗的患者来讲，充分透析去除各种毒素、维持内环境的稳定，改善造血环境、延长红细胞寿命是十分重要的，腹膜透析、血液滤过和血液灌流对改善体内微炎症状态有一定的帮助，后者是影响血红蛋白合成的重要环节。饮食的管理也十分重要，日常饮食中应注意补充含铁食物，如大枣、芹菜、菠菜、阿胶、海带等；危及生命的重度贫血可以考虑输血，但不作为常用治疗措施，必须在医生指导下输血，尤其对于日后要考虑肾移植的患者来讲，最好避免输血。

34　肾脏病为什么会骨质疏松？

　　慢性肾脏病人群常常会有骨痛、骨折的发生，甚至有些人因为骨折或骨痛前往骨科就诊，以为患了骨骼肌肉系统的疾病，结果检查发现是肾脏病所引起的，为什么会这样呢？其实导致骨质疏松、骨痛和骨折的原因很多，其中肾脏疾病也是导致骨质疏松的原因，而且由于慢性肾脏疾病隐匿而不被及时发现，因此骨质疏松常常被忽视或误诊。由肾脏病导致的骨病医学上称之为肾性骨病，肾性骨病是慢性肾脏疾病骨骼肌肉系统损害的表现之一，随着慢性肾脏疾病的进展，肾功能损伤到一定程度即可伴发肾性骨病，出现骨质疏松、临床上表现为骨痛、病理性骨折等。随着肾功能不全程度的加重，肾性骨病会加重。

为什么肾病患者会出现骨骼系统改变呢？其实，人体骨骼系统是否健壮，骨质代谢是否正常，细胞内外钙磷的平衡是至关重要的。人体内大多数钙以骨盐形式存在于骨骼里。骨骼中钙的含量约占人体总钙量的99%。钙在各组织包括骨组织中的含量是相对稳定的，但钙的存在并不是静止不动的。人体各组织细胞间无时无刻不在进行着钙的交换，人体细胞内外钙水平始终在一种动态平衡状态，旧骨不断吸收，新骨不断形成，是骨的新陈代谢过程。当摄入和吸收的钙不足时，骨骼会释放出钙以维持正常血浆中稳定的钙水平，从而使各组织细胞维持其正常的功能；反之，当摄入和吸收的钙大于所需的量时，多余的钙就会被储存于骨骼，以避免血钙过度升高，骨钙与血钙之间相对平衡。体内钙之所以保持在一个动态平衡状态主要受3种重要的活性物质调控，即甲状旁腺激素、活性维生素D及降钙素，三者之间互相制衡维持了人体骨骼与血浆、细胞内外的钙平衡。

慢性肾脏疾病为何会出现肾性骨营养不良呢？人体骨骼是否强壮，体内具有活性的维生素D发挥了重要作用。原来，有一种叫胆钙化醇的物质是维生素D的一种，胆钙化醇在肝脏中经羟化酶作用形成1,25-二羟胆钙化醇。但是，后者尚不能发挥其对骨质代谢的调控作用，而必须经过肾脏小管细胞中1-二羟胆钙化醇羟化为1,25-二羟胆钙化醇，即活性维生素D_3，它才是对骨质代谢起重要调控作用的活性物质。活性维生素D_3具有促进胃肠道对钙、磷的吸收，促进成骨骨骼钙化、牙齿健全。同时，活性维生素D_3还能增加肠黏膜对钙、磷的吸收，并增加肾小管对磷的重吸收，使血钙和血磷的水平保持在稳定水平。

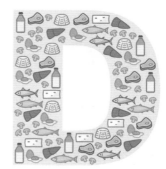

肾性骨营养不良是在慢性肾脏疾病基础上发生的，由于肾脏长期慢性的炎症损害，导致肾小球硬化、

小管间质萎缩，肾脏功能单位废退，因此肾脏对 1,25–二羟维生素 D_3 合成下降，从而出现钙磷代谢失调，表现为钙磷代谢障碍、酸碱平衡失调、骨质疏松、骨骼畸形。在肾功能损伤到一定程度的时候，血磷从肾脏的滤出障碍，尿磷排出量减少，血磷升高，血钙减少，这种钙磷的变化又反馈性引起甲状旁腺增生，甲状旁腺素分泌增加，这种状况在肾功能不全早期即可发生，甲状旁腺素水平随着肾功能不全的程度而升高。后者可促进骨骼钙的释放以提高血钙水平，但是随着健存肾单位数量的逐渐减少，则持续存在高血磷、低血钙状态，甲状旁腺素会大量分泌，继续促进骨钙释放，形成一种恶性链条，甲状旁腺素通过增加破骨细胞的活性，促进骨吸收和骨形成，临床上表现为纤维性骨炎，医学上把这种肾性骨营养不良称之为甲状旁腺性亢进功能骨病。肾衰竭情况下，活性维生素合成减少，加之血磷升高，严重抑制 1,25–$(OH)_2D_3$ 的合成。骨盐沉着及肠钙吸收作用减弱，可导致骨盐沉着障碍而引起骨软化症，肾衰竭时酸中毒也影响 1,25–$(OH)_2D_3$ 的合成、肠钙的吸收。由于血钙水平失控，钙磷比例失调，因此也可导致软组织和血管钙化，后者则增加了此类患者心血管疾病和死亡的风险。

　　肾性骨营养不良的表现形式有哪些呢？在慢性肾脏疾病的基础上，随着肾功能的衰竭，骨骼方面可表现为骨痛、骨质疏松、骨软化、纤维囊性骨炎、骨硬化及转移性钙化。幼年可能出现生长发育障碍。在儿童或少年可表现为发育不良、肌肉软弱，鸭步步态。成人表现为骨软化症，出现椎骨、胸廓和骨盆变形，重症患者引起身高缩短和换气障碍，称为退缩人综合征。由于骨质疏松，病理性骨折发生率高，甚至轻微外力即可引起骨折。本病的诊断不难，患者有慢性肾脏病病史，有肾衰竭的其他临床表现，在医生指导下进行 X 射线检查、核素检查和骨矿密度测定，准确评估肾性骨营养不良的程度、指导治疗是十分重要的。

　　如何预防和治疗肾性骨营养不良呢？首先，科学合理的膳食和文明的生活方式是重要的。应注意摄取含钙、低盐和低蛋白食物，适当进行户外运动、避免跌倒、预防骨折的发生；合理使用维生素 D 制剂，如前所述，活性维生素 D_3 合成不足、低血钙、高血磷状态导致甲状旁腺增生是肾性骨营养不良的重要原因。因此，体外补充活性维生素 D_3 是治疗肾性骨营养不良行之有效的措施，活性维生素 D_3 通过促进肠道对钙的吸收，抑制甲旁亢、抑制肾性骨病的发展。目前，市售的维生素 D 及其类似物制剂包括骨化三醇、阿法骨化醇、帕立骨化醇等。近年来，随着人们对慢性肾病骨质代谢认识的不断深化，拟钙剂相继问世，对纠正或延缓肾性骨病发挥了重要的作用，如帕立骨化醇，临床验证发现拟钙剂的使用能有效降低甲状旁腺素水平，抑制心血管钙化、减少心血管疾病和死亡风险。但这些药物均须在医生指导下使用，如前所述，血

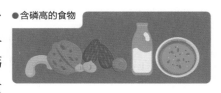
●含磷高的食物

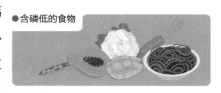
●含磷低的食物

磷在肾衰早期即可升高，后者是甲状旁腺增生的主要因素。因此，降磷药物的使用也是肾性骨病治疗的重要环节，目前市售的磷酸盐结合剂有碳酸镧、司维拉姆等，建议在医生指导下使用。另外，定期骨质疏松的评价也是十分重要的，应根据骨质疏松的状况、血液生化变化进行个体化用药；对于尿毒症透析患者而言充分透析是很重要的，高通量透析、血液滤过、血液吸附、腹膜透析能有效清除高磷血症，下调甲状旁腺激素水平，从而有效延缓或纠正骨代谢的异常。

35 皮肤瘙痒也可能是肾脏病吗？

慢性肾脏病患者常常会出现皮肤瘙痒，尤其到了肾衰竭阶段，皮肤瘙痒程度明显加剧，严重影响此类患者的睡眠和生活质量。为什么会这样呢？事实上，在慢性肾脏病发展的过程中，肾脏排磷能力下降，血磷水平增高，血钙水平降低。同时，由于肾 1α-羟化酶活性障碍，胃肠道钙吸收不足，导致低血钙，高血磷和低血钙刺激甲状旁腺增生。而甲状旁腺增生、甲状旁腺素大量分泌不仅会导致骨骼、神经精神系统、心血管系统的损害，出现肾性骨营养不良，即纤维囊性骨炎、骨软化。患者可表现为骨质疏松、骨痛、易发生病理性骨折，同时也会引起皮肤瘙痒的症状。由于甲状旁腺激素过高、皮肤软组织转移性钙化，皮肤内钙沉着，促进皮肤肥大细胞释放一种为组胺的化学物质导致皮肤瘙痒，更有甚者因为皮肤软组织、血管钙化，可导致缺血性坏死，出现皮肤缺血性溃疡

和肌肉坏死。其次，慢性肾衰竭的患者肾脏排泄水、盐和毒素的能力下降，此时皮肤对体内过多的水分、盐类和代谢毒素的排泄就成了又一排泄渠道，而许多盐类、毒素皮肤层的潴留对皮肤的刺激也是导致皮肤瘙痒的原因之一。再次，在慢性肾脏病进展的过程中，存在着一种

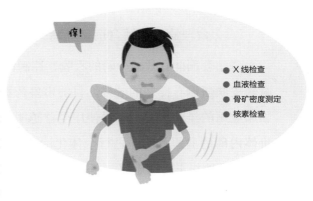

● X 线检查
● 血液检查
● 骨矿密度测定
● 核素检查

慢性微炎症状态，炎症介质的刺激及血液透析人群，非生理性透析材料和透析液的长期使用，导致机体过敏反应也是此类患者皮肤瘙痒的原因。

　　慢性肾脏病患者皮肤瘙痒该如何做呢？生活当中，如果出现皮肤瘙痒，尤其是既往有慢性肾脏病病史者应去专科就诊，有部分患者就是因皮肤瘙痒前往皮肤科，检查发现是肾衰竭。应在专科医生指导下进行血液生化检查、X 射线检查、核素检查和骨密度测定，必要时进行骨活检，准确评估疾病状态，积极采取综合治疗措施，控制高血磷和甲状旁腺激素水平过高的状态。其主要措施如下。

（1）加强饮食的自我管理，减少磷的潴留

　　减少磷在体内的潴留和控制高磷血症，是治疗慢性肾衰透析和非透析患者继发性甲状旁腺功能亢进症的重要环节。首先应了解哪些食物含磷高，一般来讲，每 100 g 食物中含 300 mg 磷者属于高磷食品。了解这些对于我们做好饮食的自我管理是很有帮助的。日常情况下，常用食品中肉类、动物内脏、坚果类、豆类、谷类含磷较高，用于食物加工的酵母粉及日常饮料中的酸奶、可口可乐均属高磷食品。经常会有一些慢性肾衰竭患者由于食欲不佳饮料多用酸奶、可口可乐替代，熟不知这些食品摄入过多会增加体内磷的潴留，是不可取的。当然，并不是说这些食品是不能食用的，而是在营养师的指导下每日摄食合适的量，既能保证生命活动所需，又不至于造成体内潴留。饮食中还应该重视蛋白质摄入的管理。对于非透析患者来讲，每日蛋白摄入为每千克体重 0.6 ~ 0.8 g，而透析人群则控制在每千克体重 1.0 ~ 1.20 g，对于营养不良者应配合氨基酸或 α 酮酸以保障足够的能量。

（2）合理使用磷结合剂，以减少体内磷的潴留

磷结合剂能有效减少磷的吸收，控制体内磷的潴留，对控制甲状旁腺增生、减轻皮肤瘙痒有良好的效果。目前市售药物中有碳酸镧，司维拉姆，根据目前临床应用的经验来看，越早使用受益越明显，应在专科医生的指导下，准确评价体内磷的潴留状况，进行个体化治疗，尽可能把磷控制在合理的范围之内，最大程度地纠正高磷血症、高甲状旁腺激素血症。

（3）活性维生素 D_3 及其类似物的合理使用，控制甲状旁腺功能亢进症

慢性肾衰竭情况下，肾脏 $1,25-(OH)_2D_3$ 合成不足，体外补充活性维生素 D_3 是治疗继发性甲状旁腺功能亢进行有效的措施。活性维生素 D_3 通过促进肠道对钙的吸收，抑制甲状旁腺功能亢进症、改善肾性骨营养不良，改善皮肤瘙痒症状。目前市售的维生素 D 及其类似物制剂包括骨化三醇、阿法骨化醇、帕立骨化醇等。近年来，随着人们对慢性肾脏病骨质代谢认识的不断深化，拟钙剂相继问世，对纠正或延缓肾性骨营养不良发挥了重要的作用，如帕立骨化醇，临床验证发现拟钙剂的使用能有效降低甲状旁腺素水平，抑制血管钙化、减少心血管事件的发生。但这些药物均需在医生指导下使用。

（4）充分透析治疗，降低血磷和甲状旁腺素水平

血液透析不仅可以清除体内代谢产生的各种毒素，还可纠正血中钙磷比例，透析液中适宜的钙浓度，可以提高血钙，抑制甲状旁腺功能亢进症。尤其是高通量透析、血液滤过、血液吸附等透析模式对清除过多的甲状旁腺素、高血磷有良好的作用。腹膜透析对清除甲状旁腺素也有良好的作用。

（5）甲状旁腺切除，缓解甲状旁腺功能亢进症

对于药物治疗无效，而不能控制严重的继发性甲状旁腺功能亢进症患者需要手术治疗，行甲状旁腺次全切或部分切除，也可以进行甲状旁腺全切，同时进行前臂肌肉内甲状旁腺移植。但是，手术治疗后的严重低钙血症可能给患者带来更大的麻烦。所以，手术治疗宜慎重，仅仅适合很少数患者。

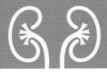

高血压与肾脏病

36 肾脏病为什么会出现高血压？

高血压是最常见的慢性病，也是心脑血管病最主要的危险因素，脑卒中、心肌梗死、心力衰竭及慢性肾脏病是其主要并发症。2010年《中国高血压防治指南》将高血压定义为：在未使用降压药物的情况下，非同日3次测量血压，收缩压 ≥ 140 mmHg 和（或）舒张压 ≥ 90 mmHg，患者既往有高血压史，目前正在使用降压药物，血压虽然低于140/90 mmHg，也诊断为高血压。

根据血压升高水平，将高血压分为1、2、3级；根据血压水平、心血管危险因素、靶器官损害、临床并发症和糖尿病进行心血管风险分层，分为低危、中危、高危和极高危4个层次。

高血压的分级标准

分类/分级标准	中国/欧洲分级标准	美国最新标准
正常血压	收缩压 90～120 mmHg 和舒张压 60～80 mmHg	收缩压 90～120 mmHg 和舒张压 60～80 mmHg
高血压	收缩压 ≥140 mmHg 和（或）舒张压 ≥90 mmHg	收缩压 ≥130 mmHg 和（或）舒张压 ≥80 mmHg
1级高血压	收缩压 140～159 mmHg 和（或）舒张压 90～99 mmHg	收缩压 130～149 mmHg 和（或）舒张压 80～89 mmHg
2级高血压	收缩压 160～179 mmHg 和（或）舒张压 100～109 mmHg	收缩压 150～169 mmHg 和（或）舒张压 90～99 mmHg
3级高血压	收缩压 ≥180 mmHg 和（或）舒张压 ≥110 mmHg	收缩压 ≥170 mmHg 和（或）舒张压 ≥100 mmHg

高血压是肾脏病的常见并发症，亦是肾脏病的病因和疾病进展的加重因素。各种肾脏病导致的高血压称为肾性高血压，肾性高血压分为肾实质性和肾血管

性。肾脏是排出人体多余水分和矿物质的重要脏器，也是产生和灭活多种舒缩血管物质的重要场所。常见引起肾实质性高血压的疾病有原发和继发性肾小球肾炎、肾病综合征、多囊肾、慢性肾盂肾炎、肾结石等，这些疾病导致肾单位破坏，特别是肾小球，使肾脏失去排泄饮食中所含水、盐时，就会造成水、钠在体内潴留，进而使血容量过多引起高血压。引起肾血管性高血压的疾病有肾动脉粥样硬化、肾动脉狭窄等。肾动脉狭窄，肾内灌注压降低和肾实质疾病，都能使球旁细胞释放大量肾素，引起血管紧张素Ⅱ活性增高，全身小动脉收缩而产生高血压。肾素及血管紧张素Ⅱ又能促使醛固酮分泌增多，导致水钠潴留，使血容量进一步增加，从而加重高血压。由于肾实质损害后激肽释放酶及前列腺素的释放减少，这些舒张血管物质的减少也是高血压形成的重要因素。肾性高血压表现为难以控制的血压升高，可能有一些脚肿、眼肿、脸肿或腰酸、背痛、乏力、夜尿增加等症状，但也有可能什么征兆都没有，仅表现为高血压，很可能就是潜伏在你身体里的肾脏病向你发出的第一个"警报"。

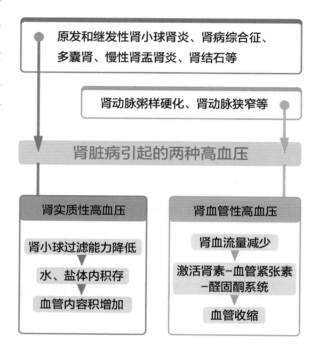

在慢性肾脏病患者中，高血压患病率高达 58.0% ~ 86.2%，肾性高血压的患病率、严重程度与慢性肾脏病的病因和分期有关，不仅加重肾脏病的临床症状和实验室指标（如蛋白尿），加速肾脏病的进展，还增加心、脑、外周血管等并发症的发生，导致肾病患者过早死亡。因此，一旦被确诊为高血压，不管有没有其他不适，都应立即检查一下是否同时患有肾脏病。初步筛选的项目主要有 4 个：尿常规、尿微量白蛋白、肾功能和肾脏彩超。一旦明确同时合并患有肾脏疾病，不仅应同时治疗肾脏疾病，高血压的治疗原则也会有所不同，降压目标将变得更为严格，降压药物的选择也应更慎重。

肾性高血压通常有以下危险因素。

1）老年：年龄的增加是肾性高血压发生的重要危险因素。40岁后，肾小球滤过率每年下降约1%。老年人因肾功能减退对水盐调节能力下降，多数还存在动脉粥样硬化，甚至肾动脉狭窄，导致血压升高。此外，老年人常合并多种慢性疾病，日常服用药物较多，药物导致肾损害的风险也显著增加，间接引起血压升高。

2）高盐饮食：氯化钠的摄入量与血压密切相关。在盐敏感性高血压患者，氯化钠摄入增加导致血容量扩张、血压升高。有研究发现将钠盐（氯化钠）的摄入量从10 g/d减至5 ~ 6 g/d，并维持4周以上，可使高血压患者的收缩压下降5 mmHg，舒张压下降3 mmHg。

3）肥胖：肥胖，特别是腹型肥胖，是肾性高血压的重要危险因素。与健康人群相比，肥胖患者需要代偿性维持较高的血压和肾小球滤过率才能抵消肥胖所导致的肾小管重吸收水钠增加，保持水钠平衡。

4）甲状旁腺功能亢进症：进展期慢性肾脏病患者常存在不同程度的低血钙、

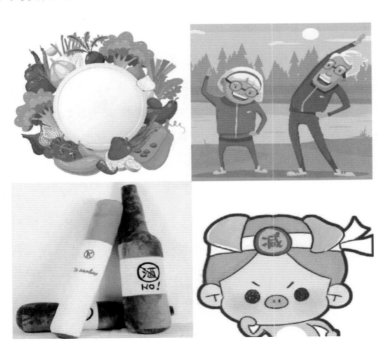

高血磷以及维生素D缺乏，这些因素持续刺激甲状旁腺分泌甲状旁腺素，导致高甲状旁腺素血症。人体40%～45%的钠存在于骨骼中，甲状旁腺素促进溶骨过程中钙与钠同时释放入血，导致水钠潴留，升高血压。

（5）睡眠障碍：慢性肾脏病患者睡眠障碍主要表现为失眠、日间嗜睡、不宁腿综合征、周期性肢体运动障碍和睡眠呼吸暂停综合征。失眠是慢性肾脏病患者最常见的睡眠障碍类型，非透析慢性肾脏病患者失眠患病率达50%，维持性血液透析患者达80%。睡眠障碍可引起中枢神经功能紊乱和交感神经兴奋，从而导致高血压。睡眠呼吸暂停综合征可引起患者夜间缺氧，引起交感神经兴奋，导致血压升高。

（6）药物：药物可以导致高血压，即药物诱导的高血压，并且可以影响对降压药物的反应性，是难治性高血压的重要原因之一。

（7）肾移植：肾移植有助于高血压的缓解。肾移植受者的高血压与免疫抑制剂和糖皮质激素有关。此外，移植肾动脉狭窄、移植物延迟复功、急性排斥反应、慢性移植物失功、原有肾脏疾病复发及移植物新生肾病均可以导致肾移植受者术后高血压。

▶**小贴士**

控制肾性高血压危险因素的策略

低盐饮食（5～6 g/d）；适当运动（每周运动5次，每次至少30 min）；限制饮酒吸烟；控制体重（体质指数20～24 kg/m^2）；饮食多样（优质蛋白，适当蔬菜、水果，少饱和脂肪）；调整心理状态。

37　高血压和肾脏病谁先谁后？

高血压是一种动脉血压升高的慢性病，而肾脏病也是一种发病率比较高的疾病。除了两种疾病都高发外，高血压和肾脏病还有着千丝万缕的关系。

（1）高血压先肾脏病后

高血压分为原发性和继发性。原发性高血压是遗传和环境（饮食、精神紧张、吸烟等）交互作用下，人体为保证各器官血流供应和维持内环境稳定的高动力循环的生理调控方式，发病机制尚不明确。它是最常见的高血压，占所有高血压病例的 90% ~ 95%。继发性高血压有明确的病因，当查出病因并有效去除或控制病因后，作为继发症状的高血压可被治愈或明显缓解。

不管何种原因导致的长期血压升高，血流对血管壁的张力和剪切力增加，使动脉壁经历从生理代偿—动脉壁重构—高血压小动脉硬化—大、中动脉粥样硬化等病理过程，成为高血压病，即高血压和动脉硬化互为因果、相互促进、从可逆到不可逆的渐进的病理生理过程。高血压病是长期高血压对整个循环系统作用的结果，又是引起冠心病、脑出血、脑梗死、视网膜渗出和高血压肾硬化症的病理基础。

肾脏接收的血流灌注占全心输出量的 25% 左右，这些血液主要通过肾小球发挥水盐滤过的作用。所以当长期高血压控制不良时，由于肾小球供血动脉（入球小动脉玻璃样变）内膜增厚硬化、管腔狭窄，导致肾小球供血减少，继发缺血性肾实质损害，表现为肾小球硬化、肾小管萎缩及间质纤维化。肾小管对缺血敏感度高，所以临床首先出现肾小管浓缩功能障碍的表现（夜尿增多、尿比重和渗透压降低），同时由于肾小球内高灌注、高压力及高滤过引起血管内皮细胞功能损伤，产生血管紧张素 II、内皮素 –1 等活性因子，导致血管收缩，刺激系膜细胞增殖和胶原沉积，导致小球硬化。

此外，急进性（恶性）高血压还可以导致恶性小动脉性肾硬化症。于饮食与用药不当、肥胖、缺乏运动、精神紧张及一些病理情况下，血压可突然明显升高，常超过 230/130 mmHg，可出现眼底出血、视盘水肿、头痛、心力衰竭等表现，多见于青壮年。1% ~ 5% 的原发性高血压可发展为急进性（恶性）高血压。恶性高血压的特征性病变表现为细动脉纤维素样坏死和坏死性细动脉炎。肾小球表现为节段坏死增生性病变（节段性纤维素样坏死、微血栓形成、系膜细胞增生、新月体），肾实质病变进展十分迅速，尿检明显异常，出现肉眼或镜下血尿、大量蛋白尿，常于发病数周至数月出现少尿，发展为尿毒症。

（2）肾脏病先高血压后

血压升高也是某些疾病的重要临床表现，如肾实质和肾血管病、嗜铬细胞瘤、肾上腺皮质肿瘤、甲状腺功能亢进症、睡眠呼吸暂停综合征等，由这些因素导致的高血压称为继发性高血压，其中最主要的就是肾性高血压。

如前所述，肾性高血压可能是由肾脏实质性病变和肾动脉病变引起。临床以大量蛋白尿、血尿、水肿等基础肾脏病（小球受损）的表现为主，眼底病变和心脑血管并发症相对较轻。慢性肾脏病会加速动脉粥样硬化和内皮功能障碍，减弱血管对压力反射的敏感性和自主神经调节功能。与此同时，在肾性高血压存在的情况下，药物治疗（糖皮质激素、钙调磷酸酶抑制剂、促红细胞生成素），内分泌形式的继发性高血压（原发性醛固酮增多症、库欣综合征、甲状旁腺功能亢进症）都可能导致高血压的变异性和不稳定性增强。

良性肾小动脉硬化症和肾病高血压的鉴别

特征 / 分类	良性肾小动脉硬化	肾脏病继发高血压
先后顺序	高血压先	肾脏病先
高血压家族史	一般有	一般无
肾病既往史	一般无	一般有
年龄	老年居多	青壮年居多
降压	较理想	较难
蛋白尿	轻至中度（1^+ ~ 2^+）	中至重度（3^+ ~ 4^+）
尿有形成分	较少	红细胞、管型常见
眼底病变	相对重	相对轻
肾功能	较好，进展慢	较差，进展快
肾性贫血	相对轻	相对重
病理	良性肾小动脉硬化	基础肾脏病
心脑血管并发症	相对重	相对轻

肾性高血压同样会加重肾脏本身的损害，形成肾脏疾病与高血压之间的互为因果的恶性循环，导致难以控制的高血压和肾脏病的进展。伴有蛋白尿的慢性肾脏病患者，血压控制在低水平，可以减少终末期肾病或死亡的风险。一般

认为慢性肾脏病患者的血压应早期控制在 130/80 mmHg 以下。临床上往往在调整生活方式的基础上，根据患者年龄、伴随的疾病（心血管疾病、糖尿病、卒中），以及对治疗的耐受性等，拟定个体化的降压目标值。

38　高血压会不会把肾脏毁掉？

高血压是一种可改变的心血管危险因素，与慢性肾脏病具有双向关系。尽管在无并发症的原发性高血压患者中严重肾功能损害的发生风险相对较低，但是由于高血压在一般人群中占很大比例，所以高血压是继糖尿病之后作为终末期肾病的第二大原因，也是慢性肾脏病进展的主要危险因素。轻度至中度高血压亦可增大既往有肾病和（或）糖尿病的患者对肾损伤的易感性。慢性肾脏病可通过增加钠潴留，从而增加交感神经张力和内皮功能障碍导致高血压。约 80% ~ 86% 的慢性肾脏病患者患有高血压，倘若高血压未经治疗，对肾脏的结构功能有多方面的影响，可通过引起肾小球硬化和小动脉性肾硬化来损害肾脏。在慢性肾脏病患者人群中，即使在调整了其他危险因素后，血压也会增加终末期肾脏病的发生风险。

在高血压患者中，慢性脏肾病的发生发展一直被认为是加速心血管不良事件和死亡不良预后的原因。并非所有高血压患者的慢性肾脏病都发展到了终末期，因为在此之前可能已发生高血压相关的心血管疾病死亡。

高血压性肾硬化是一种通常与慢性高血压相关的疾病。除血压水平外，还涉及其他个体因素。高血压性肾硬化的组织学特征是血管病变，肾小球硬化和肾小管间质受累。

总的来说，高血压和慢性肾脏病之间混合的因果关系紧密相关。血压通常随着肾功能的下降而上升，并且血压的持续升高加速了肾脏病的进展。所以，高血压的控制在肾脏病的预防和管理中至关重要。

39　恶性高血压还能治好吗?

恶性高血压指的是血压急剧升高，舒张压持续 ≥ 130 mmHg，并有头痛，视物模糊，眼底出血、渗出和视盘水肿，肾脏损伤最突出，出现持续蛋白尿、血尿、管型尿，并可伴肾功能不全。常见于中青年患者，恶性高血压与慢性肾脏病相互加重损害，故对于肾脏病患者来说避免发生恶性高血压至关重要。那么已经发生恶性高血压的肾病患者，能有机会治好吗，能尽可能减少心、眼、肾等靶器官的损伤吗?

虽然恶性高血压的诊断很简单，但是仍有很多患者在起病初期未重视，直到出现靶器官损害时才就诊，所以想要治好恶性高血压并减少恶性高血压的并发症，首先是要能及时发现并就诊。恶性高血压发生时最常见的症状是剧烈头痛，虽然头痛是高血压的共同症状，但若头痛较之前明显加重或头痛性质改变，应警惕是否出现恶性高血压。进行性视力障碍、恶心、呕吐等症状也常常发生，患者常常因这些症状就诊于相应专科，以致拖延了处理血压的时间，导致不能及时阻止恶性高血压对靶器官的损伤。故对于肾脏病患者来说，一旦发生上述症状，尽早在家自测血压或至附近诊所、医院测量血压，及时发现血压异常，尽快至医院就诊。

对于就诊的患者，了解恶性高血压降压的基本原则及方案也很重要，不能因为血压高而要求医师加大药物剂量将血压快速降至正常水平。恶性高血压的降压治疗主要是通过静脉用药，要控制性降压，切忌降压过快过猛，以免诱发心、脑和肾等重要脏器缺血。如果降压后出现重要器官缺血表现，血压降低幅度应更小。

对于发生恶性高血压的肾脏病患者，不仅要及时降压，还要积极寻找发生恶性高血压的诱因或病因，尽量祛除，避免再次发生恶性高血压。恶性高血压常见的诱因有疲劳、寒冷刺激、精神过度紧张、急慢性疼痛、停用降压药等。在慢性肾脏病患者中，高血压是最常见的并发症之一，那使用降压药物的患者也非常常见，故对于这些患者来说，不可自行突然停药，积极控制日常血压，可以在一定程度上避免恶性高血压的发生。虽然肾实质性疾病是恶性高血压最常见的病因，但对于发生恶性高血压的肾病患者，不能理所当然地把原因归于原发病，要去积极寻找是否存在其他的病因并及时祛除。如肾动脉狭窄引起的恶性高血压患者，通过经皮肾动脉成型术或外科手术可以使血压或肾功能得到较满意的控制，其他引起恶性高血压的继发性因素还包括嗜铬细胞瘤、库欣综合征等，原发性恶性高血压较少见。

近年来的研究都显示恶性高血压的整体生存情况及肾脏存活率都有很大的提高，但对于慢性肾脏病患者来说，存在基础肾功能差、尿蛋白等多种预后不良的因素，不能小觑恶性高血压的危害，要做到及时发现、尽早就诊、快速控制血压、维持血压稳定，从而减少恶性高血压对肾脏的损伤，延缓肾脏病患者肾功能的进展，减少尿毒症的发生率，减少心、脑、眼等其他靶器官的损伤，提高整体健康状况及生活质量。

40　肾脏病患者该如何降压？

肾性高血压是慢性肾脏病最常见的并发症之一，高血压也是影响肾脏病患者预后的重要因素之一。因此，控制好血压对于肾脏病患者至关重要。那么肾脏病患者何时开始降压，血压控制目标是多少，应该怎么降压？

对于肾脏病患者，无论有无糖尿病，一旦血压达到高血压诊断标准（即血压 >140/90 mmHg），就应生活方式调节的同时启动降压治疗；对于 60 ~ 79 岁老年人，血压 >150/90 mmHg 应该开始降压治疗；≥ 80 岁高龄老人，血压 >150/90 mmHg 可以考虑降压治疗。

肾脏病患者血压应控制在 <140/90 mmHg，若尿蛋白 >300 mg/d，则血压应控制在 ≤ 130/80 mmHg，在能耐受的情况下（无头晕等症状），尽快将血压降至目标范围。对于合并糖尿病患者，血压控制目标为 <140/90 mmHg，能耐受的情况下最好是控制在 ≤ 130/80 mmHg，尿蛋白 >30 mg/d 的糖尿病患者

也要把血压控制在 ≤ 130/80 mmHg。对于 >60 岁的老年人来说，血压控制在 <150/90 mmHg 即可，要是能耐受也可控制 <140/90 mmHg，老龄人的血压应避免 <130/60 mmHg。血液透析的患者，透析前收缩压应 <160 mmHg；腹膜透析患者血压应 <140/90 mmHg，>60 岁的患者可放宽至 <150/90 mmHg。

肾病患者降压治疗主要有非药物治疗和药物治疗。非药物治疗主要是通过改变不良生活方式，从而使血压有一定程度的降低，主要包括以下几个方面。①低盐饮食：非透析患者钠盐（氯化钠）的摄入量为 5 ~ 6 g/d，透析患者钠盐摄入量 <5 g/d。②控制体重：维持健康体重，避免体重过低或肥胖，将体质指数（BMI）维持在 20 ~ 24 kg/m²。③适当运动：非透析患者在心血管状况和整体可以耐受的情况下，每周运动 5 次，每次至少 30 min；血液透析和腹膜透析患者在透析间期可进行能耐受的运动。④饮食多样化：根据蛋白尿、肾功能、血钾、钙磷代谢等情况具体调整饮食，适当摄入蔬菜、水果，可通过咨询营养医师制定适合自己的饮食方案。⑤限制饮酒量或不饮酒。⑥戒烟：肾脏病患者严禁吸烟。⑦调整心理状态：如确诊心理疾病，尽早专科正规治疗。

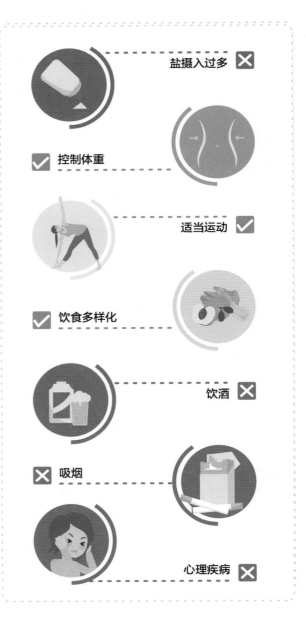

药物治疗主要是指降压药物的治疗，首先要了解降压用药使用的原则，主要包括以下几个方面。①初始治疗时采用标准降压药物的治疗剂量，并逐渐增加至耐受剂量，老年患者建议从小剂量起始。②根据血压分级和心血管风险分层决定单药还是联合药物：此原则把握较困难，患者应在医师协助下完成。③优先选择长效制剂：尽可能选择持续 24 h 降压的长效药物，不仅服药方便，更可以有效控制全天血压。如使用中、短效制剂，应给药 2 ~ 3 次 /d，以实现平稳控制血压。④个体化制定治疗方案：根据患者心、脑、肾靶器官损害，是否伴有高尿酸血症、高钾血症、容量负荷过重等情况在医师的指导及协助下选择最适合的降压药物种类及方案。

在老年患者中，我们降压时一定要循序渐进，逐渐降压，避免发生低血压。对与透析患者来说，高血压与容量负荷密切相关，制定干体重、评估容量情况对于透析患者来说尤为重要，患者可在医师协助下学会制定干体重及评估自身容量情况，通过调整透析方式将容量状态调整到最优状态。在血液透析患者中，要做好透析间期的液体管理，透析间期体重增长率要 <5% 干体重。腹透患者也应适当控制水、钠盐摄入。经过以上管理及控制后，血压仍不达标的情况下才考虑降压药物治疗，要十分关注透析对降压药物药代动力学的影响，避免药物被透析清除，影响药物疗效及增加经济负担。

肾脏病患者的降压治疗应做到"早知、早防、早诊、早治、达标"。在降压治疗过程中应严密检查血压情况，若血压出现控制不佳的情况，应及时求助医生，寻求并及时祛除影响血压的因素，调整降压治疗方案，尽量将血压持续平稳地控制在目标范围内。

糖尿病与肾脏病

41 糖尿病会导致肾脏病吗？

糖尿病（diabetes mellitus，DM）是一组由多种病因引起的以慢性高血糖为特征的代谢性疾病，是由于体内胰岛素相对或绝对不足、靶细胞对胰岛素敏感性降低和（或）胰岛素作用缺陷所引起的碳水化合物、脂肪和蛋白质代谢紊乱的一种慢性疾病，糖尿病主要分为 1 型与 2 型。1 型糖尿病属于自身免疫性疾病，以体液免疫和细胞免疫介导的胰岛破坏为特点，使得体内胰岛素分泌绝对缺乏，在儿童期最常见，多数在 30 岁以前发病，且容易发生糖尿病酮症酸中毒。2 型糖尿病是由于胰岛素抵抗和胰岛素相对缺乏同时存在所引起，可发生在任何年龄段，常在 40 岁以后起病，多数起病隐匿。糖尿病肾病一般由 1 型和 2 型糖尿病发展而来，也可由其他特殊类型和情况引起，如青年型糖尿病、妊娠期糖尿病、糖尿病继发的各种代谢紊乱、激素治疗后的不良反应等。

糖尿病肾病是糖尿病最常见的的微血管并发症之一，其主要表现为不同程度的蛋白尿、高血压、水肿及肾功能的进行性减退。根据流行病学调查显示，随着糖尿病进展，会有 30%～50% 的患者并发糖尿病肾病，甚至有些患者在对 2 型糖尿病进行诊断时就可能出现了糖尿病的肾脏损害。近年来，随着人们对糖尿病

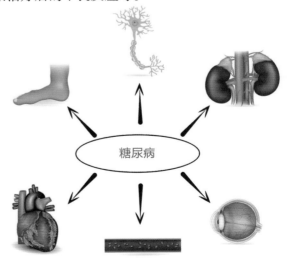

患者高血压和冠心病的积极治疗，2 型糖尿病患者生存率不断增加。因此，发展为糖尿病肾病的机会也不断增多，同时随着治疗有效率的显著提升，糖尿病其他并发症的发病率有所下降，但糖尿病肾病并没有得到很好的控制，因此发病率有上升趋势。研究表明：1 型和 2 型糖尿病患者蛋白尿程度及肾功能下降速度取决于糖尿病持续时间，但两者发生蛋白尿的累计风险是相同的。另外，糖尿病肾病伴蛋白尿是糖尿病患者死亡的主要原因。

1 型糖尿病患者可在发病数年后出现肾组织结构的改变，其损害程度取决于血糖的控制水平和遗传因素等，但其病程与肾小球病理变化的程度并无确切的联系，有些患者发病后 15 年出现肾衰竭，而有一些患者即使已有数十年的糖尿病病史却并未发生肾脏并发症。

糖尿病肾病的发病病因与发病机制目前尚未完全清楚，但多项研究表明有多种因素参与了糖尿病肾病的发生和发展过程。在糖尿病状态下，肝脏、脑、肌肉等多个组织器官会出现严重糖代谢障碍，而在肾脏、神经、眼等组织器官糖代谢会明显增强，此时在体内有大约 50% 的葡萄糖会在肾组织中代谢。这一方面可以降低机体发生酮症酸中毒、高渗性昏迷等危急重症的风险；另一方面也极大地加重了肾脏的糖负荷。《新英格兰医学杂志》曾报道，经过严格控制血糖后，糖尿病患者从正常蛋白尿进展为微量白蛋白尿发生其他微血管并发症（如视网膜病变）概率明显减少。由此可见，血糖异常是糖尿病肾病发生和发展的重要危险因素之一，严格控制血糖对于预防和延缓糖尿病肾脏损害具有重要意义。此外，有研究发现高血糖引起糖尿病肾病不仅与血糖水平有关，还与糖基化终产物和高血糖激活的多元醇通路等有关。

肾脏血流动学改变也是导致糖尿病发生肾脏损伤的重要危险因素，糖尿病患者早期肾小球滤过率（GFR）往往会增高，而肾小球滤过率增加可通过促胰岛素效应引起入球小动脉扩张，诱导多种血管活性介质的分泌，可导致肾脏血管及血流动力学改变，最终引起入球小动脉永久性损伤，小球的自动调节功能丧失，导致肾小球血流量及毛细血管压力升高、蛋白尿生成。肾脏局部 RAS 兴奋、血管活性介质激活也会进一步加重疾病的发展。

氧化应激在糖尿病肾病患者肾组织纤维化中起着关键作用。糖尿病状态下，过多的葡萄糖会发生自生氧化，造成细胞内线粒体过度负荷，从而导致反应性氧化物质（ROS）产生过多；另一方面机体抗氧化能力降低，使得 ROS 在体内逐渐累积，过多累积的 ROS 会损害正常核酸、蛋白质、脂质等分子物质，使得一些重要信号分子被激活而诱导损伤介质加重肾损害。ROS 高表达可促进肾小球细胞外基质合成增多、降解减少，导致小球纤维化；ROS 也可以促进间质的细胞外基质降解，造成上皮细胞黏附性消失，小管基底膜破坏和间质细胞浸润增加，导致小管间质纤维化。

糖尿病肾病的发生和发展还与遗传及环境因素密切相关，糖尿病肾病发病风险在 1 型糖尿病和 2 型糖尿病中是相同的，1 型或 2 型糖尿病患者只有 30%~40% 最终会发展为糖尿病肾病。流行病学调查显示糖尿病肾病发病率在不同种族和民族不一，且目前认为糖尿病肾病是一个多基因病，遗传因素在决定糖尿病肾病易感性方面起着重要作用。此外，环境因素，特别是饮食因素，可能参与糖尿病及糖尿病肾病的发病机制。其中一个高风险因素就是含高糖的饮料，如蔗糖或高果糖等，在人类和实验动物中证明添加含糖的果糖可引起代谢综合征。尿酸水平的升高会引起氧化应激和内皮功能障碍，因此血尿酸水平被认为是一种有效预测 2 型糖尿病和糖尿病肾病发展的指标。

总而言之，糖尿病是否会导致肾脏疾病，取决于多种因素，例如血糖水平的控制、遗传及环境因素等。根据这些因素，采取相应措施去预防和治疗，进一步有效避免和（或）减缓糖尿病的肾脏损害，提高糖尿病患者的生活质量。

42 糖尿病患者为什么要查眼底呢？

糖尿病是一种代谢性损害，可以累及全身各重要器官，与眼睛的关系也相当密切。糖尿病可以引起视网膜病变、白内障、青光眼及缺血性视神经病变等，其中以视网膜病变最为常见，是失明的主要原因之一。糖尿病视网膜病变多见于糖尿病病程较长者，患病时间越长，眼底变化的可能性越大。据现有研究，发病 15 年以上的 1 型和 2 型糖尿病人群中，糖尿病视网膜病变的患病率分别达到 98% 和 78%。

（1）为什么会发生糖尿病视网膜病变？

糖尿病患者长期的高血糖状态，造成血管内皮损伤，形成微血管瘤，毛细血管壁的屏障功能被破坏，一些血液成分如血细胞和脂类物质从血管中漏出，沉积在视网膜上。随着病情的进展，这些损伤的微血管逐渐闭塞，视网膜失去血液供应，就会缺血缺氧，缺氧的信号导致新生血管生成以满足血供的需要，同时也伴随着纤维组织的增生。这些新生的纤维血管丛管壁薄，非常脆弱，容易破裂出血，当出血量多或反复发生时，常常不能够完全被吸收而产生机化，附着于视网膜上，可以理解为视网膜上的疤痕，疤痕收缩可将视网膜从正常的位置上牵拉下来，造成视网膜脱离、失明。

高血压也是视网膜病变发生及进展的重要危险因素，血压长期持续性升高使血管腔内压力增大，促进血液成分的外渗及视网膜水肿。高血压本身还可导致眼底动脉硬化，加重视网膜缺血。

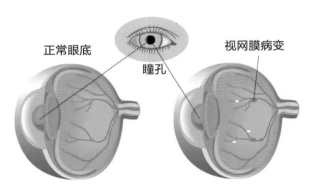

正常眼底　　瞳孔　　视网膜病变

除高血糖及高血压外，糖尿病视网膜病变的主要危险因素还包括高血脂、糖尿病肾病、肥胖、妊娠、易感基因、吸烟等。

（2）糖尿病视网膜病变的临床表现、诊断及分期

糖尿病视网膜病变早期无明显症状，随着疾病的进展，视网膜黄斑部水肿会造成视力减退，后期可能因玻璃体出血造成突发性的视物模糊、黑点增加，甚至因牵扯性视网膜剥离及新生血管性青光眼造成视力下降、失明。根据散瞳后检眼镜，将糖尿病视网膜改变分为六期。

Ⅰ期：视网膜有微血管瘤、小出血点。

Ⅱ期：出现硬性渗出（脂蛋白渗漏）。

Ⅲ期：出现棉絮状软性渗出，软性渗出的出现是发生增殖型病变的前兆。

IV 期：新生血管形成，玻璃体积血。

V 期：纤维血管增殖、玻璃体机化。

VI 期：牵拉性视网膜脱离、失明。

I ～ III 期为非增殖期视网膜病变，IV ～ VI 期为增殖期视网膜病变。

（3）糖尿病视网膜病变的筛查

1）筛查方法：临床常用的方法包括如下。①采用检眼镜进行散瞳眼底检查，简单、快速，但需要医师的主观判断，要求有经验的眼科医师来完成筛查；②免散瞳眼底照片，方便、直观，高质量的眼底照片可以筛查出绝大多数有临床意义的视网膜病变；③荧光素眼底血管造影，价格较昂贵且有创伤，可以明确一些早期诊断，了解疾病的程度以选择治疗方式。

2）筛查时机：青春期前或青春期诊断的 1 型糖尿病患者在 12 岁后开始检查眼底；2 型糖尿病患者确诊后尽快进行首次全面的眼科检查；确诊糖尿病的患者计划怀孕及怀孕早期进行眼科检查。

3）筛查频率：1 型糖尿病患者开始筛查糖尿病视网膜病变后，建议至少每年复查 1 次，2 型糖尿病无视网膜病变者推荐每 1 ～ 2 年检查 1 次。如果已经出现视网膜病变，则应缩短随访时间。轻度病变患者每年 1 次，重度病变患者每 3 ～ 6 个月 1 次。

（4）糖尿病视网膜病变和糖尿病肾病的关系

糖尿病视网膜病变和糖尿病肾病都是糖尿病的主要微血管病变，二者有相似的病理学基础。许多研究发现糖尿病视网膜病变可以预测肾病的发生，反之也同样成立。正因为两者之间的密切关联，对于糖尿病伴发微量白蛋白尿或肾小球滤过率下降的患者，医生往往会要求其进行眼底检查，并以是否存在糖尿病视网膜病变作为诊断糖尿病肾病的重要参考依据。但临床上也可以观察到一部分有蛋白尿无视网膜病变或者有视网膜病变无蛋白尿的情况，这主要是由于糖尿病视网膜病变和糖尿病肾病的发病机制并不完全相同，而且目前糖尿病肾病的早期诊断手段不足，使得二者表现出非同步性。所以，两种诊断并不能够画等号。

（5）糖尿病视网膜病变的预防和治疗

糖尿病视网膜病变是可防、可控的，早期诊断、有效治疗对延缓病情进展、减少视力丧失至关重要。大量研究证实糖尿病视网膜病变患者只要定期随诊，及时接受必要、适当的手术治疗，可以使 90% 的患者避免严重的视力下降。

1）管理血糖：血糖的波动和低血糖会加重眼底病变，而良好的血糖控制可以预防视网膜病变的发生，延缓其进展。

2）控制血压：糖尿病合并高血压的患者推荐首选"普利"或"沙坦"类降压药物。

3）调节血脂：对于伴有高甘油三酯血症的轻度非增殖型视网膜病变患者，可采用非诺贝特治疗。

4）改善视网膜微循环：羟苯磺酸钙可以减轻或阻止视网膜微血管的渗漏，可改善早期视网膜病变，如微血管瘤、出血、硬性渗出等。一些中药如复方丹参滴丸、银杏叶片、复方血栓通胶囊等对视网膜病变有辅助治疗作用，但应在专科医生指导下规范使用。

5）眼科治疗：①根据视网膜病变严重程度以及是否合并糖尿病性黄斑水肿来决定是否选择激光治疗，必要时可以进行玻璃体切除手术；②糖尿病性黄斑水肿的治疗方法包括激光治疗、抗血管内皮生长因子治疗和糖皮质激素治疗。

总之，糖尿病患者应该高度重视眼底病变的早期筛查和及时治疗，具体的治疗手段应由眼科医生根据病情所处的阶段向患者提出合理的建议。目前，由于激光手术方法及设备的不断完善，许多晚期糖尿病视网膜病变患者仍可通过治疗恢复部分视力。

43　什么是糖尿病肾病？

糖尿病肾病是糖尿病的主要慢性并发症之一。无论是 1 型还是 2 型糖尿病，30% ~ 40% 的患者可出现肾脏损害，常见于病史超过 10 年的病人。但 2 型糖尿病患者由于起病时间的不确定性，有 5% 的患者在被诊断为糖尿病的同时，就已经存在糖尿病的肾脏损害。长时间的糖尿病状态，加之血糖控制不良，高血压等因素导致肾脏受累，出现结构和功能改变，临床表现为蛋白尿、高血压、水肿和进行性肾功能减退，最终发展为尿毒症，病人需要接受透析治疗或肾移植。

（1）糖尿病肾病有哪些症状？

糖尿病肾病早期没有任何症状。糖尿病患者来到肾脏内科就诊，通常有两种原因，其一是常规体检或者内分泌科医生常规化验尿液发现蛋白尿；其二是病人出现了明显水肿、气促，甚至尿毒症期症状，如疲倦、恶心、呕吐、皮肤瘙痒等，这种情况往往已属晚期。因此，建议糖尿病患者一定要有意识地定期查尿，早发现、早干预，尽量延缓病情进展。

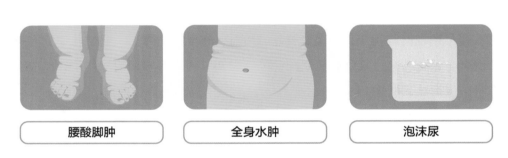

| 腰酸脚肿 | 全身水肿 | 泡沫尿 |

（2）糖尿病肾病如何分期？

第一期：肾小球高滤过和肾脏肥大期。这一期没有肾脏组织学的损伤，也没有临床表现。高滤过状态加重了肾脏的工作负担，加速了疾病的发展，控制血糖和体重后可以得到部分缓解。

第二期：正常白蛋白尿期。此期肾脏已经出现结构改变，运动后可能出现一过性的微量蛋白尿，休息后恢复正常。如果能良好地控制血糖，患者可以长期稳定处于该期。

第三期：早期糖尿病肾病期。肾小球滤过率下降到正常。出现持续的微量白蛋白尿（尿白蛋白 / 肌酐 30 ~ 300 μg/mg），此时患者血压升高，若能控制好血压、血糖、血脂等危险因素，部分患者的微量白蛋白尿可以消失。

第四期：临床糖尿病肾病期。持续性大量白蛋白尿（尿白蛋白 / 肌酐 >300 μg/mg），相当于尿蛋白总量 >0.5 g/24 h，肾功能逐渐减退，约 30% 的患者可表现为肾病综合征，即大量蛋白尿，严重低蛋白血症和水肿。进入第四期以后病情往往进行性发展，不可逆转，如果积极加以控制，可以减少白蛋白尿，延缓肾衰竭的过程。

第五期：尿毒症。肾小球滤过率（GFR）<15 mL/min · 1.73 m²，需要透析治疗。

（3）糖尿病肾病的诊断依据是什么？

微量白蛋白尿是临床诊断糖尿病肾病的早期主要线索。凡怀疑发展至糖尿病肾病的糖尿病患者应做以下几项检查。

1）测定尿白蛋白：1 型糖尿病患者在发病 5 年后，应定期筛查是否有微量白蛋白尿，若是 2 型糖尿病，则应在确诊的同时立即开始筛查，筛查的频率至少每年一次。常规体检时更普遍的尿液检测可能是尿常规或尿沉渣检测，但这样获得尿蛋白几个加号的结果是不够准确的，不能很好地反映病情程度和药物治疗效果。目前常用的尿白蛋白定量检测方法有：①留取任意时间点的单次尿液（清晨第 1 次尿液更佳），测定尿白蛋白和尿肌酐的比值（ACR）；②留取 24 h 尿液，测 24 h 尿白蛋白的量。其中以第一种方式较为简便可靠，适用于患者就诊当天检查，为指南推荐的首选方法。因为尿白蛋白的变异性较大，而且受到发热、感染、血糖控制不佳、运动等因素的影响，所以仅一次检查阳性，还不能确诊为持续微量白蛋白尿，应该在 3 ~ 6 个月内重复检测，3 次中 2 次阳性，方可确诊。

2）测定肾小球滤过率：GFR 不能直接测定，日常工作中多采取留血标本测定肌酐计算肌酐清除率来代替肾小球滤过率，单位是每分钟的毫升数。根据 GFR 将肾功能分为五期，大于 90 是 1 期，60 ~ 90 是 2 期，30 ~ 60 是 3 期，15 ~ 30 是 4 期，小于 15 是 5 期。血肌酐上升（GFR<60 mL/min）显示患者肾功能已经严重减退，提示后不良。

3）眼底检查：检眼镜检查和眼底照相明确是否存在糖尿病视网膜病变。

以下 3 种情况是临床诊断为糖尿病肾病的依据：① 1 型或 2 型糖尿病患者出现大量白蛋白尿；②在糖尿病视网膜病变基础上伴有微量白蛋白尿；③病程

10 年以上的 1 型糖尿病患者出现微量白蛋白尿。

如果出现血尿、肌酐高但没有蛋白尿或者有蛋白尿但无视网膜病变等情况，这样的病人虽然有明确的糖尿病史，也不一定是糖尿病肾病，要考虑合并其他慢性肾脏病的可能，鉴别困难时可以通过肾活检明确诊断，我们将在下一节中具体讨论。

44 糖尿病肾病患者需要肾活检吗？

糖尿病患者出现蛋白尿，随着病情进展，逐渐伴随血清肌酐升高，结合患者长时间的糖尿病病程和糖尿病的其他并发症，如糖尿病视网膜病变，就可以诊断为糖尿病肾病。对于临床诊断比较明确的病例是不需要常规进行肾活检的，尤其是对于 1 型糖尿病患者，因为 1 型患者肾脏的临床与病理表现通常符合率较高。但 2 型糖尿病患者的情况往往更加复杂，疾病发展的过程不如 1 型糖尿病那么典型，比如 2 型糖尿病患者早期症状不明显，起病时间难以确定，有些患者在确诊糖尿病的同时就已经发现蛋白尿，这给医生判断糖尿病和蛋白尿之间的因果关系造成了一定的困难。而且 2 型糖尿病患者本身人群基数大，容易和同样发病比较普遍的其他肾脏疾病伴发。对于具有不典型特征的患者，肾活检则具有非常重要的鉴别意义。

（1）糖尿病肾病患者肾活检的意义

糖尿病患者出现肾脏损害，有 3 种可能：①糖尿病肾病；②非糖尿病肾病；③糖尿病肾病合并非糖尿病肾病。我国研究表明糖尿病合并非糖尿病肾病的发生率并不低，南京军区南京总医院全军肾病研究所总结了 24 709 例患者肾活检资料显示为 18.8%。糖尿病患者合并的非糖尿病肾病主要包括 IgA 肾病、膜性肾病、局灶节段性肾小球硬化症、微小肾病、间质性肾炎等，很多肾脏疾病均可以在糖尿病肾病患者中出现。当糖尿病合并膜性肾病、肾淀粉样变性等疾病时，临床也以大量蛋白尿为主要表现，有时很难从临床表现上与糖尿病肾病区分，二者在治疗和预后方面明显不同。

目前糖尿病肾病的治疗措施仍然比较有限，进入显性蛋白尿期后，糖尿病肾病往往不可逆地持续进展至终末期肾病，降蛋白尿的有效方法主要为"普利"或"沙坦"类药物。而上述提到的非糖尿病肾病患者可能需要应用糖皮质激素和（或）免疫抑制剂；糖尿病合并乙肝相关性肾炎的患者则应加用抗病毒药物；糖尿病合并血管炎时，治疗方式也与糖尿病肾病截然不同。肾活检不仅有助于明确诊断，同时还能指导临床治疗。通过这些特异性治疗，部分非糖尿病肾病可以达到病情的部分或完全缓解，甚至治愈。而如果没有识别出非糖尿病肾病的存在，则可能贻误或错失改善肾脏预后的机会。

即使肾活检结果显示患者就是单纯的糖尿病肾病，也不代表这项检查没有价值。肾活检可以明确糖尿病肾病的病理分型，不同类型的患者预后有所不同。除了预测死亡率之外，不同病理阶段对临床治疗目标的设置也有指导意义。对于病变处于相对早期的患者，应积极治疗、严格管理，尽可能预防病变进展；而病变相对晚期的患者，则应更关注并发症的控制，以改善生存率及生存质量。肾活检还有助于识别那些不典型的糖尿病肾病患者，如白蛋白尿正常但 eGFR 下降的糖尿病肾病，以不断加深和拓展人们对于糖尿病肾病的认识。

（2）糖尿病肾病肾活检的安全性及指征

肾活检为一项有创操作，糖尿病患者往往存在多系统损害，眼底、心脏、脑等微血管及大血管并发症，尤其 2 型糖尿病患者还合并高血压、动脉粥样硬化等疾病，增加了肾活检手术的风险性，有关糖尿病患者肾活检的安全性一直是医生和患者关注的焦点。糖尿病患者肾活检术后的常见并发症为肾周血肿、肉眼血尿，一般无须特殊处理，基本能够自行缓解。有研究观察对比了 130 名糖尿病患者和 150 名非糖尿病患者活检之后的并发症发生情况，结果发现糖尿病患者术后并发症（主要为不同程度的出血）的风险并不高于没有糖尿病的患者。所以，关键在于正确把握肾活检的适应证及禁忌证，做好术前全面检查和提高肾活检操作技术水平。

糖尿病患者出现以下临床表现时，应考虑合并其他慢性肾脏病的可能性：①无糖尿病视网膜病变，但值得注意的是，事实上由于多种因素，糖尿病肾病患者仅有 60% ~ 65% 合并视网膜病变，所以视网膜病变仅能作为重要的参考依据；②肾小球滤过率较低或在短期内快速下降；③短期内蛋白尿明显增加或临床表现为肾病综合征；④顽固性高血压；⑤尿沉渣镜检可见异形红细胞为主的血尿，糖尿病肾病患者早期一般不伴有血尿，但晚期表现为大量蛋白尿或血肌酐升高时可以出现血尿，提示肾脏结构严重损伤；⑥其他系统性疾病的症状或体征，如系统性红斑狼疮的面部蝶形红斑、过敏性紫癜等；⑦"普利"或"沙坦"类药物开始治疗后 2 ~ 3 个月内肾小球滤过率下降超过 30%。

糖尿病患者肾活检的禁忌证

1）绝对禁忌证：①凝血功能障碍，明显出血倾向；②难以控制的高血压；③患者不能配合。

2）相对禁忌证：①严重的泌尿系感染，包括活动性肾盂肾炎、肾结核、肾脓肿等；②双肾多发囊肿；③肾脏缩小，长径小于 8.5 cm；④肾肿瘤或肾动脉瘤；⑤过度肥胖；⑥重度腹水；⑦心功能衰竭、严重贫血、低血容量、妊娠或年迈者。

总之，糖尿病患者出现肾脏损伤，除了糖尿病肾病以外，还应该考虑到存在其他非糖尿病肾病的可能，二者的治疗和结局截然不同，所以通过肾活检进行鉴别诊断，对于指导患者的治疗方式和判断预后有着非常重要的价值。在符合适应证，做好术前全面检查的情况下，患者应积极配合肾活检以明确诊断。

45 糖尿病肾病能治好吗？

糖尿病肾病是当前严重危害人类健康的慢性疾病，糖尿病肾病的早期诊断和预防有助于改善疾病预后。糖尿病肾病的治疗主要包括早期干预各种危险因素及终末期肾病的肾脏替代治疗，治疗原则主要包括改善生活方式、控制血糖、控制血压、降脂治疗、预防和治疗并发症、替代治疗。

（1）改善生活方式

糖尿病肾病患者应加强对糖尿病肾病的健康教育及管理，选择一种健康的生活方式，以避免心血管等不良事件的发生，可采取的措施包括优质低蛋白低盐饮食、适当运动、控制体重及戒烟等，并定期对血糖、血压、血脂、尿蛋白等进行监测。运动有助于增加胰岛素敏感性，有助于控制血糖和体重，但应注意避免过度运动而加重肾损害。吸烟是 2 型糖尿病发生肾损害的一个独立危险因素，与加速肾功能丧失相关，建议有吸烟史的患者戒烟。

（2）控制血糖

严格血糖控制对糖尿病肾病患者的肾功能具有保护作用，建议糖化血红蛋白值控制在 7% 以下，从而有助于降低糖尿病患者发生心血管事件、视网膜病变及肾脏病的风险并延缓糖尿病肾病的发生发展。临床上口服降糖药包括 6 大类：①磺酰脲类；②双胍类；③噻唑烷二酮类；④ α–葡萄糖苷酶抑制剂；⑤格列奈类；⑥二肽基肽酶 4 抑制剂。降糖药物的选择及药物剂量应遵循精准医疗的原则，根据患者的自身实际情况如胰岛素功能、肾功能、合并症等进行个体化治疗。双胍类是口服降糖药的首选，但在慢性肾脏病 CKD3 期以后（GFR < 60 mL/min·1.73m²）要注意减量或停药。中晚期患者建议停用所有口服降糖药，使用胰岛素进行治疗。

（3）控制血压

糖尿病肾病患者一般合并有高血压，控制血压在糖尿病肾病的防治中发挥着重要作用，建议血压值控制在 130/80 mmHg。降压药首选肾素 – 血管紧张素 – 醛固酮系统阻断剂（RAS 阻断剂），使用时注意监测血钾、肾功能及血容量变化，慎用或禁用于肾动脉狭窄者，不推荐血管紧张素转化酶抑制剂（ACEI）、血管紧张素 II 受体拮抗剂（ARB）联合使用，两药联用将导致急性肾损伤风险增高和高血钾。对于血压仍控制不佳的患者可加用钙通道阻滞剂（CCB）、利尿剂、β–

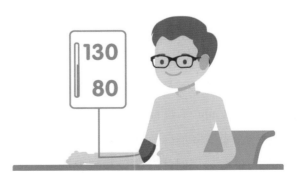

受体拮抗剂等。应早期主动干预血压，根据患者自身实际情况如血压状态、肾功能、蛋白尿等合理选用降压药物与药物剂量，根据病情需要，也可联合使用多种降压药以达到长期控制血压的目的，改善肾脏预后。

（4）降脂治疗

近年来研究发现脂代谢紊乱也是糖尿病肾病发生发展的重要危险因素之一，降脂有助于降低患者尿蛋白水平和心血管事件发生风险。2014 年中国糖尿病肾病防治专家共识中指出，当 LDL-C ＞ 3.38 mmol/L，TG ＞ 2.26 mmol/L 时就应选用降脂药物进行治疗，首选口服他汀类降脂药物，以 TG 升高为主时首选贝特类降脂药，治疗目标为：LDL-C ＜ 2.6 mmol/L（并发冠心病＜ 1.86 mmol/L），TG ＜ 1.5 mmol/L。在药物治疗基础上，可同时配合低脂饮食，如减少动物脂肪摄入，多食富含多聚不饱和脂肪酸的食物，以增加降脂治疗的疗效。

（5）并发症预防及治疗

贫血在糖尿病患者中是一种常见的现象，是糖尿病和慢性肾脏病死亡的危险因素之一，可通过补充造血原料如口服、静注铁剂和使用促红细胞生成素等措施来纠正贫血。由于糖尿病高糖的影响，患者血栓形成的风险显著增加。因此推荐具有高风险心血管事件的患者使用抗血小板聚集药物，如阿司匹林等进行抗凝。矿物质代谢和骨骼疾病的紊乱常发生在整个慢性肾脏病阶段，对于糖尿病肾病患者而言，应当维持水、电解质、酸碱及钙磷代谢平衡，当出现血钙降低血磷增高时可适当补充钙剂和使用磷结合剂。对于已并发心脑血管病、神经病变和营养不良等的患者应给予相应处理，尽量避免使用肾毒性药物，并定期眼底检查。

（6）替代治疗

研究表明接受肾脏替代治疗的糖尿病患者生存率明显改善，因此，当 GFR ＜ 15 mL/（min·1.73 m²），或伴有不易控制心力衰竭、高血压、严重胃肠道症状等，可根据患者实际情况及现有条件选用透析（血透或腹透）、肾移植或胰肾联合移植进行治疗，同时注意避免和减少透析和移植产生的并发症，如感染、免疫排斥等，如发生并发症需采取相应措施进行处理。

糖尿病肾病的治疗效果受多种因素影响，如糖尿病类型、肾功能、蛋白尿程度、血糖控制情况及有无并发症等，糖尿病肾病的治疗强调个体化，除了上述治疗措施外，还应综合考虑药物副作用、患者依从性及治疗费用等。另外，需规律监测患者尿白蛋白排泄率和血清肌酐等，以便及时评价治疗反应和疾病进展。近年来，虽然人们对糖尿病肾病发病机制、诊断、治疗等各方面进行了努力探索和研究，但目前而言，糖尿病肾病仍不能彻底治愈，但可以通过加强对糖尿病肾病认识的宣传教育，从饮食、生活习惯等多方面预防糖尿病肾病的发生。对确诊已患糖尿病肾病的患者可通过加强血糖、血压和血脂管理，预防和治疗并发症，适时选用替代治疗，最大程度地延缓糖尿病肾病的进展及改善预后。

尿液检查

46 尿液放置一段时间为什么有很多沉渣?

尿液的成分比较复杂,包含细胞成分和非细胞成分,常见的细胞有白血病、红细胞、脱落的肾小管上皮细胞等。非细胞成分包括许多无机或有机物质,如钾、钠、钙、某些磷酸盐、草酸盐、尿酸盐,还包括少量的蛋白、偶尔少量的葡萄糖或氨基酸等。除了细胞和非细胞成分之外,尿液中有时还包含一些颗粒成分,如某些结晶和管型。当尿液放置一段时间后,其溶解的有机物或无机物可能变性或析出结晶,某些细胞成分、滋生的细菌及颗粒也会逐渐沉淀,故常常会发现有沉渣出现。出现沉渣并不意味着一定有病,所以对于正常人来说,适当地多喝水、保持足够的尿量,有利于排出机体代谢产生的毒素和废物,维持身体健康。

47 直立实验检查是什么?

正常人的尿液中可以含有少量的红细胞和蛋白成分,但尿液中的红细胞一般不应该超过 3 个红细胞 /HP(高倍视野)(显微镜检查尿沉渣),其蛋白尿不应该超过 150 mg/24 h,否则就称为血尿及蛋白尿。并不是所有的血尿或蛋白尿都是病态的,某些情况下正常人也可以发生,如参加某些剧烈运动(马拉松或拳击等)、发热、体位改变等,由体位改变引起的血尿或蛋白尿,一般仅发生在快速生长的青少年人群,特别是身材比较瘦长者。其发生原因主要是由于左肾静脉在站立时受到腹主动脉和肠系膜上动脉的挤压，致使左肾血液回流受阻、肾盂内静脉曲张渗血而导致。由体位变化引起的血尿或蛋白尿也分别叫体位性血尿或蛋白尿，其特点为清晨在卧位时尿检正常，而起床活动后逐渐出现血尿和（或）蛋白尿。长时间直立、行走或活动时，血尿和（或）蛋白尿增多，平卧休息后又可转为阴性。体位性血尿时一般血尿并不严重，休息后即可缓解，体位性蛋白尿时其 24 h 尿蛋白定量多小于 1 g。

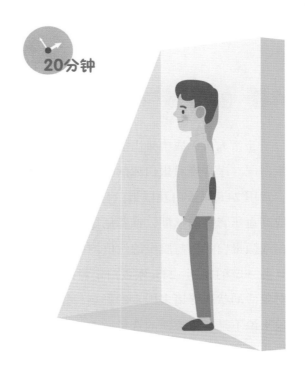

20分钟

　　直立性血尿或蛋白尿确切的临床意义尚有争论。一般认为，它是良性、暂时的状态，并无器质性肾脏病变存在，但这可能只是符合大多数人的实际情况，也有研究认为少数这样的患者可能是肾脏疾病的早期表现，不可过分忽视。因此，对有直立性血尿或蛋白尿的患者应具体分析，认真检查。在平卧后血尿和（或）蛋白尿检查阴性才能考虑是体位性的，并且要经过长期的临床观察，以明确有无肾脏疾病。

　　临床上如何判断哪些血尿及蛋白尿是由体位变化引起的呢？直立实验就是一种常见的检查手段。直立试验即令病人晚上睡觉前排空膀胱，留取晨起后第一泡尿送尿检，然后取直立位，头枕部及足跟靠墙，后腰垫一小枕使腰部前挺，直立 20 min 后再次留尿送检。如晨尿无血尿或蛋白尿，而直立活动后出现血尿和（或）蛋白尿，则可考虑直立性血尿和（或）蛋白尿。直立试验在临床上常常需配合血管 B 超检查，以了解立、卧位时左肾静脉是否有受压情况的变化以协助诊断。

48　24 h 尿蛋白和点式尿蛋白哪个更准确?

正常人每天尿中排出的蛋白质一般为 30 ~ 130 mg, 如超过 150 mg, 则称为蛋白尿。尿常规对蛋白尿的检测只是一种半定量的方法, 并不十分精确, 临床上常用 24 h 尿蛋白及尿蛋白与肌酐比值 (ACR) 做准确定量, 对于糖尿病肾病或高血压肾病的早期, 推荐用尿微量白蛋白与肌酐的比值进行定量检测, 尿蛋白或微量白蛋白与肌酐的比值均称为点式尿蛋白, 它们与 24 h 尿蛋白定量相比具有一定的区别: 24 h 尿蛋白定量的准确性及真实性受 24 h 尿量收集、被检测对象活动状态等诸多因素的影响, 操作也比较烦琐耗时、出结果慢、对检测对象来说不是一种方便的选择; 点式尿蛋白检测只取清晨尿或随机尿, 因而具有操作方便、出结果快、其准确性受活动影响小等优点。24 h 尿蛋白定量和点式尿蛋白检测都是目前指南推荐的比较可靠的尿蛋白定量方法。

49　24 h 尿蛋白定量如何留取?

24 h 尿蛋白定量仍然是目前我国临床上最常用的尿蛋白定量方法, 所以大家有必要了解一下如何留取标本, 只有了解了这些才能保证检测的准确性。一般建议早上 7 点起床后排空小便 (此时的尿液不留取), 7 点以后直到第二天早上 7 点的最后一次小便, 全部留在有盖子的、事先加入少量防腐剂的清洁容器中。标本留取结束后需准确测量全部 24 h 所收集的总尿量, 记录有多少毫升, 摇匀后取 5 mL 左右送检。

50 尿液还有哪些特殊检查?

尿液检查不仅是了解和诊断肾脏疾病的重要手段,对许多非肾脏疾病的诊断也具有重要意义,这里简单介绍几种临床常用的尿检项目。

1)尿红细胞位相检查:通过相差显微镜了解尿液中红细胞的形态及比例,从而判断血尿的来源,一般肾小球疾病来源的血尿其红细胞大小不等、形态异常,而非肾小球疾病来源的血尿其红细胞则绝大多数呈圆形扁盘状,大小比较均一。

2)尿特殊蛋白的检查:尿液中某些特殊蛋白的升高对一些疾病的诊断往往具有非常重要的价值,如尿 β_2 微球蛋白升高常反映重金属造成的肾损伤,尿视黄醇结合蛋白升高提示肾小管重吸收功能障碍,尿 α_1 蛋白升高提示近端肾小管损伤,尿本周蛋白阳性常提示多发性骨髓瘤、巨球蛋白血症、肾淀粉样变或淋巴瘤,尿血红蛋白或肌红蛋白阳性常见于溶血或肌肉损伤及溶解等。

3)尿培养:主要用于各种尿路感染的诊断,其标本留取方法有两种。一种是清洁中段尿(清洁尿道口后留取排尿中期的小便),这也是临床上最常采用的方法,其操作比较方便,但常常因为污染造成假阳性,所以一般建议在医务人员的指导下连做 2 次,如培养出同一种细菌或真菌则结果就比较可靠;另一种方法是在无菌条件下经耻骨上膀胱穿刺抽取尿液做培养,一般认为这种方法是非常准确的,很少有假阳性,也不需要连做两次。

4)其他特殊检查:如尿液中细胞和管型分析、尿沉渣染色及尿沉渣基因表达分析等,常常对不同疾病诊断及病情评估具有一定的价值。

肾功能

51 肾功能包括哪些内容？

肾脏对于维持人体的新陈代谢起着非常重要的作用。所以我们需要定期进行相关检查防患于未然。那么，一般医生们所说的肾功能检测是指什么，这些指标的变化又说明什么问题呢？

（1）用于初筛的"三剑客"-- 肾功三项

首先，医院抽血做生化检测时所进行的肾功三项主要包括血肌酐、血尿素和血尿酸，因其操作简便，可用于初筛肾功能的情况。

1）血肌酐 (Cr)　肌酐是肌肉在人体内代谢的产物，每 20 g 肌肉代谢可产生 1 mg 肌酐。肌酐主要由肾小球（肾脏的重要组成部分）滤过排出体外。血中肌酐的来源分为外源性和内源性两种：外源性肌酐是肉类食物在体内代谢后的产物；而内源性肌酐是体内肌肉组织代谢的产物。在肉类食物摄入量稳定时，身体的肌肉代谢无较大变化时，肌酐的生成就相对恒定，此时血肌酐水平主要取决于肾脏的滤过和排泄功能。但当肾脏功能下降到一定程度而不能将体内产生的肌酐充分排出体外时，血肌酐就会升高。因此，临床中常以血肌酐水平来间接判断病人的肾功能情况。

血肌酐的特点小结如下。①不够敏感：GFR 降至正常 50% 以下，肌酐才有所升高，不能及时发现早期肾功能异常。②易受肌肉含量的影响：肌肉发达者与消瘦者（尤其是肌肉萎缩者），肌酐的生理浓度有明显差异，不能仅仅比较化验单上的参考值而得出结论。③孕期偏低：正常妊娠期妇女会因生理原因（肾小球滤过率增高和血浆稀释作用），肌酐值会因比常人偏低。④剧烈肌肉活动之

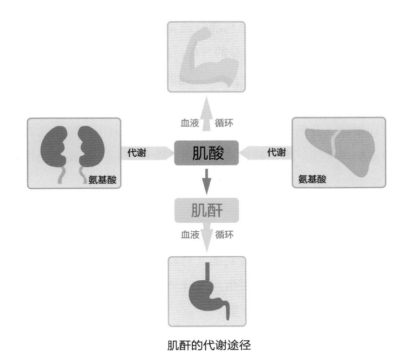

肌酐的代谢途径

后会有一过性偏高。⑤进肉食者对肌酐有一定的影响，一般进食 12 h 后会恢复正常水平。

2）血尿素氮 (BUN)　当肾脏受损时，由于肾小球滤过功能降低，致使尿素氮排出减少而在体内积蓄，血中浓度增高。临床上检测血中尿素氮的目的是了解有无氮质潴留，以检测肾脏对蛋白质代谢产物的排泄能力，而血尿素氮的数值可作为肾小球滤过功能的一项筛选指标。尿素氮的正常范围为：2.86 ~ 7.14 mmol/L。肾功能不全时血尿素升高，但不是唯一的临床表现，还会出现血肌酐的升高，同时还会有牙龈出血、电解质紊乱、代谢性酸中毒、血压升高、食欲减退、尿液检查异常等临床表现，单凭尿素升高这一项并不能直接诊断为肾功能不全。

尿素氮在肾小球滤过功能正常时升高的情况如下。①高蛋白饮食：摄入过多的蛋白质，蛋白质在体内代谢，产生大量的代谢产物可出现一过性尿素氮的增高。②消化道大量出血：出血可使大量红细胞及血浆蛋白进入消化道，并被消化分解而产生大量的非蛋白氮，使血中尿素氮含量升高。③肾血流量的影响：当肾血流量下降，尿量减少时，随尿排出的尿素氮也减少，可使尿素氮在血中存留。常见于脱水、休克、心功能不全等。④尿路阻塞的影响：常见于前列腺肥大、尿路结石、肿瘤等。由于尿路部分或完全阻塞，导致尿素氮排出减少或完全不能排出，致使血中尿素氮含量的升高。

3）血尿酸（UA） 尿酸是体内嘌呤代谢的终末产物。血中的尿酸虽然大部分被肾小球滤过，但是约90%又在肾小管被重吸收入体内。肾脏病变早期，血中尿酸浓度即增加，有助于肾功能损害的早期诊断。但用尿酸反映肾功能需排除痛风、白血病等疾病。血尿酸增高主要有3个原因：一是高嘌呤饮食；二是先天的内源性嘌呤产生过多；三是肾清除血尿酸减少。

综上，血肌酐水平能基本反映肾小球滤过率（也就是肾功能），因此临床上常用血肌酐值来评价肾功能。而尿素氮和尿酸的产生受食物的摄入和肠道吸收的影响较大，其排泄还受到肾小管功能及药物的影响。二者都不能客观地反映肾小球的滤过能力。所以，血肌酐值对于肾功能的评价尤为重要，而尿素氮和血尿酸可作为评价肾功能的辅助参考。

（2）肌酐的升级版——内生肌酐清除率（Ccr）

有时候肌酐并不能完全反映肾功能的变化，那么重新评价肾功能最好的指标就是内生肌酐清除率。该指标是指肾脏在单位时间内把若干容积血浆中的内生肌酐全部清除出去，是检测肾小球滤过功能的试验。它操作方法简便（只需要测定当天的血肌酐值和24 h尿即可），干扰因素少，敏感性较好，是临床上最常用最可靠的评价肾功能指标，可用于肾功能早期损伤的诊断，临床广泛使用。

（3）评价肾功能的"金标准"-- 肾小球滤过率（GFR）

肌酐、血尿素、血尿酸均是小分子物质，可以较好地反映肾小球滤过功能。但这三项指标也受肾小球滤过功能之外的其他因素影响，所以评估滤过功能最准确的指标是肾小球滤过率（GFR）。肾小球滤过率是指单位时间（通常为1 min）内两肾生成滤液的量，正常成人为80~120 mL/min左右。^{99m}Tc-DTPA肾动态显像是评估GFR的"金标准"，但因其设备要求高、费用高等缺点，未广泛使用。日常使用的GFR是医生根据患者的年龄、性别、肌酐值等因素，用专业公式计算得来的，因无创安全，操作简便使用较为广泛。

（4）认识一下新晋"高富帅"——血清胱抑素 C（cys C）

半胱氨酸蛋白酶抑制剂 C（Cystatin C，Cys C）简称胱抑素 C，广泛表达于人体几乎所有有核细胞，在体内以恒定速度产生，并存在于各种体液之中，不受年龄、性别、体重、炎症等因素影响。其性能优于肌酐，特别是在肾功能仅轻度减退时，敏感性高于血肌酐，被认为是判断肾小球功能的首选指标。胱抑素 C 还有个"高富帅"的外号。"高"是指胱抑素 C 出身高贵，不易受外界因素影响，被认为是评估肾小球率过滤（GFR）的优良内源性标志物。"富"，是指其生产成本高、临床收费高。"帅"，指与血肌酐，尿素氮等相比，可以更灵敏地反映肾功能早期损伤。因此，其临床应用日益广泛。

（5）其他肾功能评价指标

肾功能除了上述肾小球的滤过功能外，还包括肾小管重吸收、浓缩尿液、酸化等功能。如尿浓缩稀释试验，可测定远曲小管和集合管重吸收能力，操作简便，安全无创，敏感性好，但不能精确地反映肾小管损害部位和范围，且尿中的糖或蛋白质有时影响其准确性。血液 $NaHCO_3$ 和 pH 值测定，反映体内代谢性酸碱平衡状态，排除了其他导致代谢性酸中毒的因素后，可在一定程度上反映肾小管调节酸碱平衡的能力。

52　肾功能检查前有哪些注意事项？

肾脏是反映人体代谢情况的"晴雨表"，肾功能检查结果可以帮助我们及时了解肾脏的健康状况。那么怎样才能得到更准确的肾功能检查结果呢？

（1）检测血肌酐和内生肌酐清除率前要注意什么？

测血肌酐和内生肌酐清除率的前 3 d 要避免剧烈运动（防止内源性肌酐产生过度）、避免肉食（防止外源性肌酐摄入过多），然后留 24 h 尿准确测定尿量和尿肌酐的浓度，同时抽血查血肌酐浓度。

（2）检测血尿素氮前需要注意什么？

检测血尿素氮前要避免进食大量肉类、蛋类、鱼类及奶类等高蛋白食物（防止食物中蛋白质代谢产生的尿素氮产生过多）；避免消化道大量出血（红细胞及血浆蛋白可被消化分解而产生大量非蛋白氮，使血中尿素氮含量升高），体循环容量低（如脱水、休克、心功能不全等），尿路阻塞（如前列腺肥大、尿路结石、肿瘤）等症状出现时进行检查，否则会干扰结果的准确性。

（3）检测血尿素氮前需要注意什么？

检测血尿素氮前要避免进食富含嘌呤的食物，如动物内脏、海鲜产品、高汤饮食等，避免服用阻止肾小管对尿酸重吸收的药物，如阿司匹林、羧苯磺胺等。当患有血液病、恶性肿瘤、氯仿中毒、铅中毒等疾病时，尿酸含量可增高，而肾功能不一定有问题，因此需要专业医生综合全面考虑，科学解读化验单。

（4）抽血检查肾功能前为什么要空腹？

每次到医院门诊抽血化验，比如检测肾功能时，医生都会问患者"是否已经吃过饭了"，如果患者吃过饭了，医生会建议患者下次晨起空腹时再抽血化验肾功能，究竟是什么原因呢？

这是因为我们在吃过饭以后，吃进去的食物要经过胃肠道消化和吸收，而在这个过程中，血液的成分会受到影响，许多血液的检查指标也会受到影响，包括肾功能。因为许多检测指标的参考范围是根据健康人在空腹时抽血化验得出的，所以吃过饭后进行抽血化验的结果与正常的参考范围就缺乏可比性了。因此，医生经常会嘱咐患者在查肾功能的前一天晚上12点以后不再进食，一直到第二天上午抽血化验之前，以

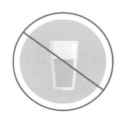
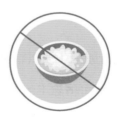
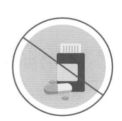

免影响化验结果。为了帮助医生准确地判断患者的肾功能，也为了避免患者花费冤枉钱，所以查肾功能前要空腹。

53　肾功能是怎么分期的？

（1）**既然肾功能如此重要，那么如何按照肾功能下降的严重程度来进行分期呢？**

对于糖尿病，我们可以通过检测血糖来反映病情；对于高血压病，我们可以通过测量血压来评估效果。那么患有慢性肾脏病时，我们如何评价疾病的严重程度呢？

早年的肾功能分期是根据血肌酐值分为代偿期、失代偿期、衰竭期（尿毒症早期）、肾衰竭终末期（尿毒症晚期），因血肌酐易受外界因素影响，故现在已经不用这种分期方式。

肾小球滤过率（简称 GFR）可反映肾脏滤过血液的能力，也是目前世界上公认的评价健康人和肾脏病患者肾功能最好的综合指标。现在广泛应用的肾功能分期方式是 2012 年国际 KDIGO 慢性肾脏病评估及管理临床实践指南所推荐的依据肾小球滤过率（GFR）进行分期，具体如下。

根据 eGFR 水平，将慢性肾脏病（CKD）分成 5 期

CKD 分期		GFR（mL/min*1.73 m^2）	防治目标
1 期		≥ 90	CKD 诊治，缓解症状，保护肾功能
2 期		60 ~ 89	评估、延缓 CKD 进展，降低 CVD 风险
3 期	3a 期	45 ~ 59	延缓 CKD 进展，降低 CVD 风险
	3b 期	30 ~ 44	延缓 CKD 进展，评估治疗并发症
4 期		15 ~ 29	综合治疗，透析前准备
5 期		<15 或透析者	如出现尿毒症，须及时透析治疗

既然肾功能主要是根据肾小球滤过率（GFR）来进行分期的，那么准确检

测肾小球滤过率尤为重要。肾小球滤过率是指单位时间（通常为 1 min）内两肾生成滤液的量，正常成人为 80 ~ 120 mL/min 左右。简单来说就是正常成人的肾脏每分钟可以滤过约 80 ~ 120 mL 血浆，当数值下降时，说明肾脏滤过能力下降，也就是我们常说的"肾功能下降"。

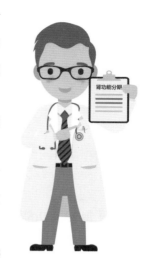

肾小球滤过率（GFR）是肾功能评估的一项非常重要的指标：①可帮助我们确定来诊者是否患有慢性肾脏疾病（CKD），是 CKD 重要分期标准之一；②可评估 CKD 进展速度；③可评估干预措施的临床效果；④决定进行肾脏替代治疗的时机；⑤药物剂量调整的重要依据之一。GFR 指的是单位时间内被肾小球滤过的血浆量，即单位时间内双肾生成的超滤液的量。其评估方法需要标准化，具体来说就是实现体重标准化、体表面积标准化及体液量的标准化。

（2）肾小球滤过率的"金标准"

肾小球滤过率（GFR）并不是通过简单的化验直接测出来的，需要将一种放射性药物（如 ^{99m}Tc-DTPA、^{51}Cr-EDTA、^{125}I- 碘海醇等）注射入患者体内，观察动态显像，即肾脏 ECT（emission computed tomography），近年来逐渐发展起来的一种评价肾功能的"金标准"。因其设备要求高、操作烦琐，费用高，相对有创，有一定辐射性等特点，未广泛用于肾功能评估。日常使用的 GFR 是医生根据患者的年龄、性别、肌酐值等因素，用专业公式计算得来的，因无创安全，操作简便使用较为广泛。

（3）肾小球滤过率的估算公式

长期的临床实践中，有学者根据血肌酐水平，结合患者的性别、年龄、体重等因素，来计算肾小球滤过率，称 eGFR（估算肾小球滤过率）。常用的公式包括 Cockcroft-Gault 公式、MDRD 公式、CKD-EPI 公式及改良的 MDRD 公式等。这么多公式我们平时使用哪个更好呢？ Cockcroft-Gault 公式和 MDRD 公式由于建立时纳入的健康人和亚洲人较少，且易受混杂因素影响，因此现在使用较少。而 CKD-EPI 公式开发过程中纳入健康人和亚洲人所占比例相对较大，因此中国人使用此公式时相对更为准确。中国人改良的 MDRD 公式是中国学者根据中国人体质对 MDRD 公式参数进行了修改，从而更适合中国人使用。现在大多数医院使用的是 CKD-EPI 公式，也有些医院使用中国人改良的 MDRD 公式，两者计算结果较为相近。

近年来，研究发现，胱抑素 C 作为一种低分子量碱性非糖化蛋白，不受炎症或肿瘤的影响，可在肾小球自由滤过且不被肾小管排泄。此外，循环中的胱抑素 C 仅能经肾脏清除。因此，胱抑素 C 有望作为一种评价 GFR 的新指标，但由于检测成本远高于肌酐，目前还未广泛应用。

需要强调的是，GFR 公式虽然使用简便，但血肌酐的微小变化即可导致计算出的 GFR 出现很大的差异，而血肌酐值易受饮食和运动量的影响，因此当怀疑公式计算的 GFR 不准确时，很有必要听取专业医生的建议做肾脏 ECT。在未来，医务工作者应积极思考如何进一步提高 GFR 评估公式的准确性，探索并确定开发公式的合理适用人群有哪些，积极探索更加灵敏特异的新型血清生化指标使 GFR 的评估变得更为准确！

54 做过肾功能检查了为什么还要做双肾 ECT？

患有肾脏疾病的患者一定都做过肾功能检查，但在做过肾功能检查之后也有很多患者被医生建议再做肾脏 ECT 检查，那么两者有什么区别吗？有必要做 ECT 检查吗？

（1）什么是 ECT？

肾脏 ECT（emission computed tomography）是近年来逐渐发展起来的一种评价肾功能的"金指标"。检查时需要将一种放射性药物引入患者的体内，放射性药物会流经肾脏内的病变部位和正常组织之间形成放射性浓度差异，再通过使用一种可以动态检查双侧肾脏功能的高端诊断仪器处理后，将探测到这些差异成像，就形成了患者手里的检查结果了。

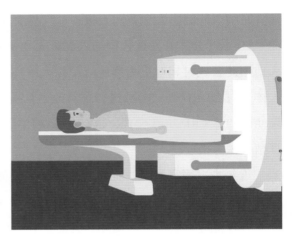

（2）ECT 的功能

ECT 检查对一些患者的病情的诊断是非常重要的。ECT 检查结果不仅可以为肾功能有异常的患者提供更加客观的临床诊断数据，还可以根据探测到的具体肾脏疾病发生的部位，为医生提供定位性的诊断依据。它能够客观地反映双侧肾脏各自的滤过率，双侧肾小球的有效血液供给及血管灌注情况，还可以提供肾小管重吸收、浓缩、稀释及尿路是否通畅等一些反映肾功能的可靠依据。在报告这些数据的同时，ECT 还会以肾图的形式，形象地反映双肾功能变化及其左右差异。虽然 ECT 检查如此全面，但是相应的，检查时所需要使用的仪器也比较昂贵，所以它的检查费用也比较高。

（3）什么情况下，做过肾功能检查后还需要做双肾 ECT 检查？

相信这是很多患者的疑问，因为大家一定不仅仅是考虑到了 ECT 的检查费用的问题，肯定还顾虑着放射性核素的问题。其实，医生们通常会从以下几个方面来评估患者究竟是否需要做 ECT 检查。

1）肾功能测定方面：患者是否存在肾小球肾炎、肾病综合征和高血压性肾损害等肾脏疾病并导致肾功能出现了严重的问题？因为这些疾病的病变多累及双侧肾脏，所以通常需要对患者双肾肾功能分别进行严格的评估；另一方面，如果怀疑患者患有肾脏结核、肾盂肾炎、单侧肾动脉狭窄、肾脏肿瘤等肾脏疾病时，因为常常只有一侧肾脏的功能被损害，所以需要 ECT 协助诊断这些疾病。

2）上尿路梗阻的诊断方面：当怀疑患者出现上尿路梗阻（肾脏和输尿管有梗阻）时，单单通过血液检测肾功能是远远不够的。ECT 检查对上尿路梗阻的诊断灵敏度能达到 80% ~ 90%。有的患者会问，尿路梗阻不是通过 X 射线或静脉造影就能检查出来吗，为什么需要做比较贵的 ECT？其实，如果上述疾病的患者没有同时合并肾功能损害只是单纯梗阻的话，ECT 对梗阻的诊断灵敏度与 X 射线、静脉造影是相当的；但当患者出现肾功能损害时，只要患侧肾脏有 3% 的肾残留肾功能，ECT 即可显影，而 X 射线及静脉造影却无法做到如此灵敏。

3）移植肾监测方面：很多肾功能不全的末期患者都会选择肾移植，但是在肾移植术后，患者有可能会出现急性肾小管坏死和排异反应等不良并发症。而 ECT 肾显像能全面地观察到肾前、肾和肾后的各种情况。并且因为是无创性检查，不需要开刀就能观测到肾脏的情况，在国外它早已被列为肾移植后对患者肾脏评估的常规监测方法。通常，第一次 ECT 检查会在移植后 24 h 内进行，如果 ECT 结果基本正常则表明移植成功，若在几小时内 ECT 显示肾脏没有血液灌注以及功能恢复则表明移植不成功，应立即将移植肾取出；而第 2 次是在移植后 5 ~ 6 d 内做检

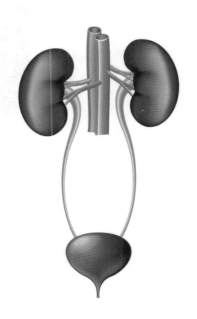

查，以便及时发现急性排异反应。在第 2 次检查没有异常之后，医生会视患者病情进行检查，以便及时发现并发症，及时治疗。

55 肾功能检查有肾脏彩超重要吗？

肾功能检查和肾脏彩超是两种功能截然不同的肾脏检查手段，在肾脏疾病的诊断中扮演着不同的角色，但却相辅相成。

肾脏彩超全称为肾脏多普勒彩色超声，是利用一种医学影像学医疗仪器对肾脏的形态、位置以及其局部的病理变化进行探测的检查方法。在清晰度较高的 B 超的基础之上，彩色多普勒技术的引入可以使血流成像由原来的黑白变成

彩色，方便医生们对肾脏血流情况进行评估。不仅如此，彩超相比于 B 超还显著提高了图像的分辨率，同时具有组织谐波显像功能，能够降低身体内部气体、脂肪等其他因素造成的伪像的干扰，提高清晰度，清楚地显示病灶周边及病灶内部变化的相关细

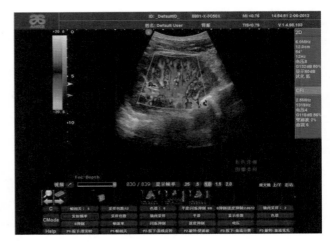

彩超图像

节，在疾病的更早期就发现病变，提高早期诊断率，更好地检查双侧肾脏的实质及异位病变。

（1）肾脏彩超与肾功能检查的不同

如果把肾脏比喻成体内的过滤饮水机，那么彩超或 B 超检查就像是在体外给这个饮水机照相。它可以捕捉到饮水机的样子，可以帮助修理工判断它的水桶是不是瘪了，它的水龙头堵没堵，甚至它的内部是不是少了一颗螺丝钉这样的器质性变化。但是通过看彩超拍出来的照片修理工并不能判断水桶内有没有滋生细菌，饮水机中的过滤装置有没有过期，过滤出的水中有没有杂质，或是螺丝钉是不是长满了铁锈。而肾功能检查就像是帮助修理工确认一些通过拍照不能拍到的细节，通过检查水中的杂质，来帮助判断这台过滤饮水机还能用多久从而探讨如何延长它的寿命。

可以说，彩超检查重在判断形，而肾功能检查重在判断质，两者相辅相成，缺一不可，为患者病情的诊断及治疗方

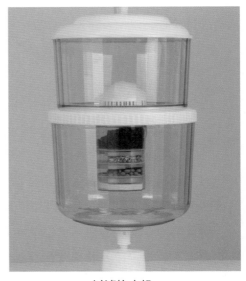

过滤饮水机

案的选择提供了充足的依据。

（2）肾脏穿刺前需要做肾脏超声

患者进行肾脏穿刺之前，都要先进行肾脏超声检查。肾脏包括肾皮质及肾髓质，一般肾脏穿刺都是采集肾皮质进行检查，因为肾髓质内布满了血管，如果穿刺到髓质患者过后可能会出现大出血的情况。所以在穿刺前，检查患者肾皮质的厚度显得尤为重要。其次，有的患者存在先天性马蹄肾，也就是两个肾脏连在一起，抑或是只有一个肾脏时，也需要提前通过超声检查来进行确认。

因为患者只有一个肾脏是肾穿刺的禁忌，虽然肾脏穿刺的风险极低，一般不会出现什么不良反应，但各个患者的情况千差万别，不能完全排除被穿刺的肾脏不会出现衰竭等不良风险的可能性。并且，不仅在肾脏穿刺前要进行超声检查，在肾脏的穿刺过程中，为了准确看到穿刺针及肾脏皮质的位置与厚度，也需要在超声的引导下才能更加安全高效地进行肾脏穿刺。

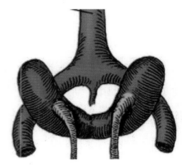

马蹄肾

（3）做肾脏超声前注意事项

如果是进行肾脏或输尿管的超声检查，一般无需特殊准备，也不需要空腹，只要在检查时充分暴露受检部位，听从医生指导，采取侧卧位或俯卧位就可以。但如果医生怀疑患者存在肾脏、输尿管结石、膀胱结石的时候，就需要被检者大量喝水、充盈膀胱后再进行检查。

肾穿刺活检

56 什么是肾穿刺活检？

肾穿刺活检的开展是肾脏病学发展过程中的巨大飞跃，目前肾活检病理技术及诊断已越来越成熟，它不仅是肾脏疾病诊断的金标准，还在明确疾病病理类型、评判病变活动性、指导治疗、判断疗效和评估预后等方面，发挥着重要作用。

回顾肾穿刺活检的发展史应追溯到 20 世纪 50 年代初。1952 年 Iversen、Brun 和 Alwall 首次描述了坐位经皮肾活检，采用静脉肾盂造影定位，运用抽吸针来进行操作。早期肾穿刺活检技术不成熟，取材合格率较低，只有不到 40% 的病例获得了明确的病理诊断。1954 年，改良版穿刺针（Franklin-Vim-Silverman 型穿刺针）问世。患者改为俯卧位，采用探测针定位功率增加到 96%。1985 年 B 超肾脏实时定位肾活检定位及引导精确率进一步得到提升。穿刺方式也不断改进，形成抽吸式活检采用 Memghini 针，切割式活检采用 Tru-Cut 针，此后自动穿刺枪的发明简化了肾活检操作，并且大大降低了并发症的发生率。

肾穿刺活检技术发展到今天，患者的诊断率已显著提高，且危及生命的并发症发生率不到 0.1%。肾活检操作方法主要分为以下 4 种：经皮肾活检、开放肾活检、经腹腔镜

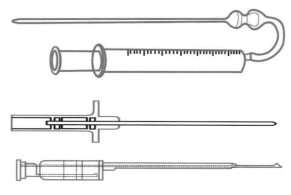

上图为抽吸式活检穿刺针 Memghini 针，下图为切割式活检穿刺针 Tru-Cut 针

肾活检和经静脉肾活检，目前最常用的是经皮肾活检，其他 3 种在临床很少应用。

经皮肾活检分负压吸引针穿刺和自动活检枪穿刺两种方式。东部战区总医院（原南京军区南京总医院）全军肾脏病研究所于 1979 年开展首例经皮肾活检，是全国最早开展肾活检的单位之一。

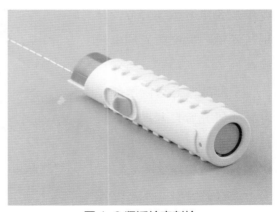

图 1-2 肾活检穿刺枪

黎磊石院士创造了"1 秒钟快速经皮负压吸引肾活检法"和 B 超引导下"斜角进针负压吸引法"其配件简单，操作方便，为肾穿刺活检在我国的推广奠定了基础，在中国肾活检发展史上具有里程碑式的意义。

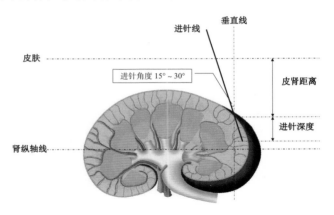

需充分完成相关术前准备，与患者充分谈话，让患者理解并配合肾穿刺，另外还需准备定位的 B 超机，消毒好的肾活检穿刺包，局部麻醉的注射器和 2% 的利多卡因。经皮肾活检术操作流程如下。①患者取俯卧位，两臂前伸，头偏向一侧，在腹部脐水平处垫一小枕头，用以伸直腰椎，并减少肾穿刺过程中可能发生的肾脏回缩。②通常以左肾下极为穿刺点，常规消毒铺巾、B 超定位，而后取 2% 利多卡因逐层麻醉。③负压吸引针穿刺法，取 18 号针管及针芯穿刺至肾包膜处，拔出针芯，于针管内放置针栓，连接负压装置，B 超下观察肾脏进针点位于穿刺线上，嘱受检者屏气肾固定后进行穿刺。如采用 Bard 穿刺枪进行穿刺，则在超声引导下穿刺达肾下极肾包膜外，同样嘱受检者屏住呼吸，在肾下极肾实质最厚部位，避开肾盂肾盏，扣动扳机，听到"枪响"，则立即退针。一般要求穿刺两次，每次进针时间约 1 s。④穿刺所取肾组织由专职的病理技术员或经培训的医生按要求分成3部分，分别送光镜、免疫荧光和电镜检查。

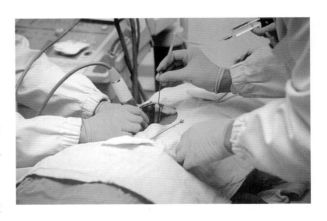

东部战区总医院解放军肾脏病研究所自开展肾活检以来，累积肾活检近6万余例次，肾活检年5 000人次，安全性高达99%，术后并发出血的发生率极低(<1.5%)，无一例死亡。肾穿刺活检取得如此显著成就得益于广大肾脏内科医生的不懈努力，也离不开患者及其家属的信任和理解。

最后，希望在肾脏内科医生和肾脏病病理医生的共同努力下，能够不断完善肾穿刺活检相关技术，从而逐渐克服目前肾活检存在的局限性，使这一技术得到更广泛、更高效的运用。

57　肾穿刺活检有哪些禁忌证？

肾穿刺活检相关禁忌证

绝对禁忌证	相对禁忌证
明显出血倾向	严重高血压未控制
精神疾病不能配合	多囊肾
肾脏感染	游走肾或肾脏位置过高
孤立肾	体位不良
肾脏萎缩	其他

（1）明显出血倾向

肾功能不全或合并严重肝损害、血液系统疾病等凝血或止血功能障碍，此外，近期服用抗凝剂或抗血小板药物也会影响凝血，甚至出现明显出血倾向，比如血液透析治疗，肝素抗凝后不足 24 h 者。

（2）精神疾病不能配合

肾穿刺活检操作需要患者的积极配合，精神疾病不能配合者不仅会降低肾穿刺取材成功率，还可能增加术后出血等并发症的发生率，因此被列为绝对禁忌证。对于此类患者，临床医生切不可大意，需慎重考虑。必要时可适当予以镇静剂，或在全麻下进行操作。

（3）肾脏感染

当合并肾脏感染性疾病（如急性肾盂肾炎、肾脓肿、肾周脓肿、肾结核、肾盂积水等），行肾穿刺活检可导致感染及炎症的扩散，从而加重病情，在感染有效控制后才考虑予以肾穿刺活检。

（4）孤立肾

孤立肾是否为肾穿刺活检的绝对禁忌证尚存争议。多数人认为孤立肾患者行肾穿刺术风险太大，可能会因手术并发症而导致患者唯一的肾脏失去功能，因此列为肾穿刺的绝对禁忌证。也有不同观点认为，目前肾穿刺技术比较成熟，肾穿刺的安全性也不断提高，可在严密的术前准备后予以肾穿刺活检。

（5）肾脏萎缩

因慢性肾功能不全导致肾脏萎缩，长径 <8 cm 的患者，肾穿刺出血的发生率极大，且萎缩肾的功能大大减退，即使肾穿刺活检能明确诊断，但因慢性病变明显，对疾病的后续治疗及病情本身所起的作用有限。因此，肾长径 <8 cm 的患者不宜做肾穿刺活检。

（6）严重高血压未控制

严重高血压的患者血管条件不佳，行肾穿刺活检可能会增加出血的风险，过去被视为肾穿刺的绝对禁忌证，随着肾穿刺活检技术的不断完善，将血压控制在一个相对安全的范围，在充分的术前准备下可行肾穿刺活检。

（7）多囊肾

多发性囊性肾脏疾病患者行肾穿刺活检时，穿刺针刺破囊泡可能会继发感染，因此不宜行肾穿刺活检。但孤立性囊肿及肾动脉瘤等情况下，可在实时超声引导下避开占位性病灶行肾穿刺活检。

（8）游走肾或肾脏位置过高

游走肾患者行肾穿刺活检的过程中无法固定肾脏位置，从而增加手术难度及并发症的发生率。肾脏位置过高，穿刺针难以安全穿入肾实质取材，故均不宜行肾穿刺活检。

（9）体位不良

因大量胸腹水、病态肥胖或因患有呼吸系统疾病而无法维持俯卧位的患者，不宜行肾穿刺活检。

（10）其他

马蹄肾、动静脉瘘、严重贫血、心功能不全、剧烈咳嗽、妊娠、穿刺处皮肤疾病、年迈、肾脏肿瘤等，均应慎重考虑行肾穿刺活检。

58 肾脏病患者必须要做肾穿刺活检吗？

（1）肾病综合征

肾病综合征可分为原发性、继发性和遗传性3种，每一种所对应的病理类型及临床特点各不相同。临床上根据年龄、既往病史、特殊的临床表现或体征、特征的实验室检查，可对患者作出初步诊断，但要确诊还是要依赖肾穿刺活检。

研究表明，50% 以上肾病综合征患者肾穿刺后修正了诊断，并因此调整了治疗方案。因此，争取在条件允许的情况下，进行肾穿刺活检确诊，制定个体化治疗方案。对于大多数肾病综合征的儿童患者，往往对糖皮质激素治疗敏感，可以暂时不活检，如果儿童肾病综合征患者对激素治疗不敏感或临床表现不典型，如伴有镜下血尿或肾功能不全，则需尽早肾穿刺活检明确诊断。

（2）非肾病性蛋白尿

非肾病范围蛋白尿是指 24 h 尿蛋白定量小于 3.5 g/24 h，导致肾病综合征的疾病也均可表现为非肾病范围蛋白尿。虽然对部分患者进行肾穿刺活检的意义存在争议，但目前仍然认为肾穿刺活检不仅能明确诊断，指导治疗，重要的是能提供预后信息，也可以避免一些不必要的治疗，或明确诊断后调整治疗。

（3）急进性肾炎综合征

急进性肾炎综合征表现为血尿、蛋白尿、水肿、高血压和肾功能进行性下降。其病因复杂，可由多种原发性肾小球疾病引起，也可继发于抗基底膜病和抗中性粒细胞胞浆抗体（ANCA）相关性血管炎等全身性疾病。肾穿刺活检不仅是鉴别其病理类型的重要手段，还能评估病变的活动性及病情的可逆程度，从而为患者提供精准的个体化治疗方案。

（4）急性肾损伤

大多数急性肾损伤有明确的致病原因，如肾血流灌注不足所致的肾前性肾损伤，尿路梗阻引起的肾后性肾损伤，肾缺血或肾毒性物质引起的急性肾小管坏死等等。对于部分病因明确的疾病，通过相关实验室检查，肾 B 超等辅助检查，结合病史及临床表现往往可以确诊，再针对病因治疗即可。然而对于病因不明确的，肾性急性肾损伤或肾功能持续不能恢复的患者，在出现不可逆的肾损伤之前，及早行肾穿刺活检，明确诊断，指导治疗，可有效改善患者的预后。急性肾小球肾炎、急进性肾小球肾炎及系统性疾病肾损害等也可表现为急性肾损伤，当诊断模糊时，也需要进行肾穿刺活检来协助鉴别诊断。

（5）慢性肾功能不全

同急性肾损伤相比，慢性肾功能不全的病因往往不那么明确，仅依据临床表现及实验室检查大多难以确诊。对于这些病因不明、诊断存在疑惑的患者，肾穿刺活检可明确导致慢性肾功能不全的基础肾脏疾病，了解病变的可逆程度并指导治疗。

（6）狼疮性肾炎

一般来说，狼疮性肾炎患者根据其多系统、多器官受累的表现及特征性实验室检查可以临床诊断。但少数患者临床表现不典型，不行肾穿刺活检易误诊为其他肾小球疾病。最重要的是肾穿刺活检能为狼疮性肾炎患者提供准确的病理分型，以及病理改变的活动性及慢性指数评分，从而为患者制定个体化治疗方案。

（7）糖尿病肾病

如果临床上患者有较长的糖尿病病史且出现持续蛋白尿，或合并糖尿病的其他微血管并发症，则可初步诊断糖尿病肾病。肾穿刺活检适用糖尿病病程 5 年内即出现蛋白尿。

（8）血管炎肾损害

血管炎是一组自身免疫性疾病，肾脏是最易受累的器官之一，常表现为肾脏小动脉炎。虽然抗中性粒细胞胞质抗体（ANCA）和抗肾小球基底膜抗体（GBM）的测定具有较高的敏感性及特异性，但肾穿刺活检明确诊断、了解病情活动度、判断预后并及时开始免疫抑制治疗。

（9）单纯性镜下血尿

单纯性镜下血尿可由尿路结石或肿瘤等非肾小球源性疾病引起，也可表现为肾小球源性血尿。通过常规实验室检查，大多数非肾小球源性镜下血尿患者可以得到鉴别。单纯肾小球性镜下血尿患者，一般预后良好，往往只需要随访观察，并无其他特殊治疗。因此，大多情况下也无需进行肾穿刺活检。肾穿刺活检适用于血尿较多、对明确诊断有强烈意向或有血尿家族史的患者。

（10）肾移植

肾移植患者行肾穿刺活检的指征为：急性或慢性排斥反应、复发性或新发性肾病、神经钙调素抑制剂肾毒性、多瘤病毒相关肾病等。对于此类患者，肾穿刺活检不仅可以明确诊断，还可以指导临床医生及时调整患者的治疗方案。

59 肾穿刺活检可能会发生什么意外？

20世纪50年代，肾穿刺活检刚应用于临床时，意外发生的风险较高，严重者需要外科手术治疗甚至死亡。随着肾穿刺技术的不断改进，肾穿刺活检的成功率及安全性已显著提高。尽管如此，在进行这项有创检查之前，不仅仅是临床医生，患者及其家属也应该对肾穿刺活检可能发生的意外有一定的了解。在此，简单介绍肾穿刺活检可能发生的意外及相应的处理措施。

（1）血尿

肾穿刺操作过程中，穿刺针对肾实质及周围组织、血管有一定的损伤，因此绝大部分患者术后都会出现镜下血尿，多在1~2日内自行消失，无需特殊处理，仅极少数患者会出现肉眼血尿。如果穿刺过深、不慎伤及肾盏或周围较大血管会增加患者术后肉眼血尿发生的概率。充分的术前准备（比如积极控制血压、纠正贫血等）能降低术后肉眼血尿发生的风险。

肉眼血尿多见于术后首次排尿，部分患者也可在术后1~2周出现延迟性肉眼血尿。大多数患者1~3 d即转为镜下血尿，不到5%的患者肉眼血尿可持续1周甚至更久，严重者可导致患者血流动力学紊乱需要紧急特殊处理。

对于术后并发肉眼血尿的患者，应动态监测血压、凝血指标及血细胞比容的变化；密切观察患者尿色变化；绝对卧床制动；避免咳嗽和增加腹压的动作；

病情允许的情况下充分饮水或静脉补液增加尿量；增强凝血和止血功能，但不轻易使用止血剂，以防形成血块阻塞尿道。大部分血尿程度较轻的患者，经常规术后护理及水化、制动等对症处理后，不日即可恢复正常。少部分病情相对复杂的患者需要用到维生素 K_1、蛇凝血素酶等常规止血药物，若发生血流动力学紊乱，应充分补充血容量并尽早运用垂体后叶素止血，必要时可输成分血或全血。内科治疗无效者，应考虑选择性肾动脉栓塞甚至手术治疗。

（2）肾周血肿

肾周血肿是肾穿刺活检最为常见的并发症之一。大部分患者血肿较小，无明显临床症状，2~4 周内可自行吸收。若患者出现腰痛、穿刺部位压痛或可触及膨隆、腰部伴或不伴向腹股沟部或腰肋部放射的胀痛、血压下降、血色素降低等，则应警惕是否有较大血肿形成。应当及时行 B 超或者 CT 检查，核实诊断评估出血量。

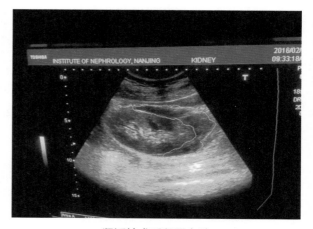

肾活检术后肾周血肿

对于肾周血肿多采取保守治疗：绝对卧床休息、适当止痛、镇静、补充维生素 K_1。绝大多数患者经上述处理后，血肿逐渐吸收。若患者血肿持续增大、血色素进一步下降甚至出现低血压乃至休克的情况，则应考虑输血纠正血流动力学紊乱，严重者要手术止血。

（3）腰痛和腹痛

肾穿刺部位在局部麻醉失效后，常可出现钝痛，大多数患者可以忍受，只需卧床制动、严密观察患者病情变化。若疼痛难以忍受或持续加重，需适当予以止痛剂或镇静剂，及时行 B 超或 CT 检查，明确是否有较大血肿、肾周脓肿、尿性囊肿等。极少部分患者术后并发腹部绞痛，多因血凝块阻塞尿路所致。因此，对于肉眼血尿伴较多血块的患者，病情允许的情况下应嘱其充分饮水或予以静脉输液增加尿量，保证尿道通畅避免血凝块阻塞尿路的发生。

（4）动静脉瘘

动脉和静脉之间存在异常通道，称为动静脉瘘。肾穿刺过程中，可因穿刺针损伤周围血管而并发。其典型表现为：反复发作的肉眼血尿，通常血尿颜色较暗且伴血块，顽固性高血压，肾功能受损，有时可闻及腰腹部血管杂音。肾动脉造影或彩色多普勒超声检查可协助诊断。

（5）低血压

术后持续的肉眼血尿或严重的肾周血肿均可导致患者因血容量不足而出现低血压，可予以补液治疗。严重者应行相关检查明确病因并针对病因进行治疗。迷走神经反射也可能导致术后低血压的发生，常表现为大汗淋漓、脉搏缓慢而无出血征象。

60　肾穿刺活检前后该注意些什么？

肾穿刺活检以来，临床医生一直秉持着"慎于术前，精于术中，勤于术后"的原则。慎于术前要求肾科医生熟练掌握患者肾穿刺活检的适应证及禁忌证，并针对病情作充足的术前准备。勤于术后则要求医护工作者对病人给予正确的术后护理和监测，及时处理肾穿刺的并发症。为了提高肾穿刺活检的成功率及安全性，不仅要求操作者具备足够的细心和耐心来演绎"精于术中"，还要求每一位医护工作者熟练掌握肾穿刺术前后的注意事项。下面将分别介绍规范的术前准备及正确的术后护理和监测。

（1）术前准备

1）宣教和训练：肾穿刺活检前医护人员应告知患者肾穿刺活检的必要性和操作过程，并耐心解释可能出现的并发症及应对措施，征得患者本人及家属同意后，指导对方签署书面的手术知情同意书。除了必要的宣讲外，还需训练患者在俯卧位下正常呼吸及屏气、练习在床上排尿，从而配合操作者顺利取材并降低出血等并发症的发生率。

2）病史：为了降低术后出血的风险，术前应详细询问患者有无家族性血尿病史、既往长时间术后出血病史及近期抗凝或抗血小板药物服用史。女性患者需特别询问其月经史，尽量避免在月经期行肾穿刺活检术。

3）辅助和实验室检查：肾活检前常规的辅助和实验室检查包括双肾B超、血常规、尿常规、凝血分析、肾功能和电解质等。如胸腹部CT等，可在患者出现相应的临床表现时加以考虑。

双肾B超检查有助于了解双肾大小、位置及轮廓，评估患者有无孤立肾、异位肾、固缩肾、马蹄肾、多囊肾、肾积水及肾周积液等解剖异常。

（2）控制危险因素

若患者的病史、临床表现或体征及相关实验室检查表现出以下异常，则需要在术前谨慎处理。①重度高血压：重度高血压者血管条件不佳，肾穿刺术后出血的风险增加，故术前应将血压控制在140/85 mmHg以下。②凝、止血功能障碍：此类患者应积极针对病因治疗，部分患者需要输成分血或全血加以纠正。③肾周感染：为防止炎症扩散，术前应积极治疗肾脏感染性疾病，在有效地控制感染后才考虑予以肾穿刺。④贫血：轻度贫血患者，应加强营养，尽量通过调整饮食来纠正贫血；中重度贫血患者，可予以补充造血原料。⑤其他：若患者出现发热、剧烈咳嗽、心功能不全、电解质或酸碱平衡紊乱等，均应及时处理，以免增加肾穿刺风险。

肾穿刺活检的顺利进行离不开患者的积极配合。因此，术前、术后适当应用镇静及镇痛药物不仅可以缓解患者的紧张情绪，利于术中及术后的配合，还能有效地促进睡眠、减轻疼痛及术后长时间卧床的不适。

（3）术后护理和监测

1）监测生命体征：肾穿刺后第1 h内每15 min测血压及脉搏，甚或连接心电监护装置，动态监测血压和脉搏，此后每小时监测1次，连续3~4次，如无异常可改为每 4 h 测 1 次至 24 h 止。若患者血压波动较大应通知医生给予处理。

2）制动：肾穿刺后需在伤口处用沙袋局部按压数分钟，而后取仰卧位平躺。为了减轻患者长时间卧床制动的痛苦，建议：非高危患者，肾穿刺后 4 h 可以翻身，8～10 h 可下床轻微活动。但对于病情复杂、术后并发症发生风险较高的患者，仍需严格卧床 24 h 才可适当下床活动。若患者出现肉眼血尿、腹痛、腰痛等不适，应延长卧床时间至症状消失。少部分患者可在术后 1～2 周发生延迟性肉眼血尿，往往难以自发缓解且多与较剧烈活动导致原有血栓脱落

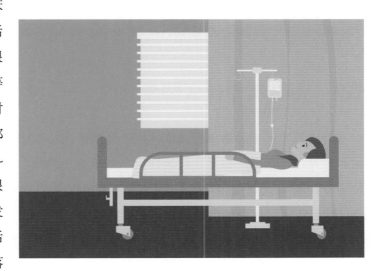

有关。因此，术后 2 周仍禁止较剧烈的运动。

3）实验室检查：肾穿刺活检术后当日及次日应常规检查血常规，以监测患者血红蛋白和血细胞比容的变化，评估有无出血及出血的严重程度。并发腰痛、低血压者，有时还需行双肾 B 超检查明确有无较大血肿形成。

4）动态观察尿色变化：动态观察尿色变化有助于直观了解有无肉眼血尿形成并粗略判断病情转归。通常在术后嘱患者留尿于清洁透明的塑料杯中，观察有无肉眼血尿及血块，并标记时间及日期放置床旁以便观察和对比。

5）并发症护理：术后出现肉眼血尿、肾周血肿等并发症，应行相应的特殊处理。

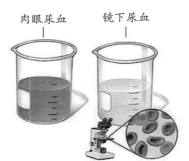

术后动态观察尿色变化，是否有肉眼血尿

肾脏病其他检查

61 肾脏病为什么要查补体？

补体系统属于天然免疫系统，是一组存在于人和脊椎动物正常新鲜血清中的非特异性球蛋白，也是非特异性免疫系统的一部分。补体由 9 种成分组成，分别命名为 C1、C2、C3…C9。C1 又有 3 个亚单位即 C1q、C1r 和 C1s。除 C1q 外，其他成分大多是以酶的前体形式存在于血清中，需经过抗原－抗体复合物或其他因子激活后，才能发挥生物学活性作用。近 20 年来，又发现了替代激活途径和其他的一些激活途径，同时也发现血清中的许多其他因子参与这些途径的激活过程，此外，还发现有许多灭活补体的因子。因此，将与补体活性及其调节有关的因子统称为补体系统。

补体分子是分别由肝细胞、巨噬细胞及肠黏膜上皮细胞等多种细胞产生的。其理化性质及其在血清中的含量差异甚大。人类某些疾病其总补体含量或单一成分含量可发生变化，因而对体液中补体水平的测定或组织内补体定位观察，对一些疾病的诊断具有一定意义。

血清补体测定的临床意义如下。

患自身免疫性肾病的患者血清中 C1q 的浓度明显降低。

各种肾病时补体变化可不同，链球菌感染后的急性肾小球肾炎，约 85% 患者在炎症早期血清补体多明显下降，以 CH50 和 C3 下降最显著，膜增生性肾小球肾炎，C3 持续而明显降低。此外，狼疮性肾炎（约 78%）活动期及肾移植排异反应，C3、C4 及 CH50 通常降低。病情稳定后，则恢复正常，故 C3 测定有助于诊断及观察、判断疗效。

目前补体的检测并不复杂，空腹抽血送检，大多数综合性医院都可以检测。

62 肾功能不好为什么查血气?

对于患有慢性肾脏疾病的朋友,相信大家对"血气分析"几个字并不陌生,在疾病治疗和复诊过程中,您的医生可能会根据病情多次开具这个检查。那么您对血气分析了解有多少呢?到底什么是血气分析?肾功能不好为啥要查血气?血气分析为什么要多次检查呢?接下来,我们带您一一了解。

(1)什么是血气分析?

严格意义上讲,血气分析是指利用血气分析仪器对溶解在血液中的气体成分(氧气、二氧化碳等)的分压和含量的测定,主要测定血中的氧分压、二氧化碳分压和血氧饱和度等。但在对维持人体内环境稳定的调节中,血气和酸碱成分、电解质成分(如钠、钙、磷、氯、钾等)有着密切的联系。因此,在临床中,我们所提及的血气分析包括了血气、酸碱成分、电解质成分的综合分析。

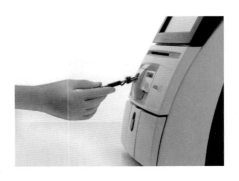

血气分析检查我们临床中为什么多采集动脉血,而不是简单地抽取静脉血呢?动脉血能够反映肺泡气与肺循环之间的交

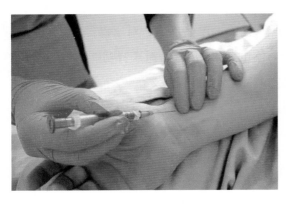

换情况,来自全身不同的部位,能够较好地反映全身的情况。而静脉血是体循环通过各种组织微循环后,与组织间进行气体交换的结果,只能反映局部的静脉情况。因此,血气分析最理想的采集部位是易触及位置的表浅桡动脉以及股动脉。

血气分析现已被广泛应用于临床各科，特别是在危重病人抢救中占重要地位。它有助于了解病情、鉴别诊断、观察疗效和估计预后。通过血气分析，能对病人的通气功能，换气功能主要是缺氧和二氧化炭潴留情况及机体的酸碱状态，电解质紊乱的程度有一个较全面的了解。可以根据血气分析协助医生对患者病情作出正确判断，以利于找出病因并给予及时恰当的处理。这是提高疗效的一个重要组成部分。

（2）肾功能不好为啥要查血气？

当人体患有例如慢性肾小球肾炎、慢性肾盂肾炎、遗传性和先天性肾脏病、尿路梗阻和一些全身性疾病（如结缔组织病，糖尿病，高血压等），这些疾病进展，都可能导致肾功能不好，即慢性肾功能不全、肾功能衰竭，致使肾脏明显萎缩，不能维持其基本功能，肾脏排泄和内分泌功能开始逐渐减退，临床出现以代谢产物潴留，水、电解质、酸碱平衡失调的情况，导致血液指标的改变，而血气分析可以检测到这些血液指标的变化情况。

（3）血气分析为什么要多次检查呢？

一份血气分析的报告，只反映在特定时间里身体的情况。因此，在治疗的过程中，医生会根据不同病情，必要时需要多次进行测定，判断患者酸碱平衡、电解质变化情况，评估治疗方案的效果及了解病情的变化，以协助评估患者的预后及调整治疗方案。

综上所述，血气分析能够迅速地反映出患者酸碱失衡和电解质紊乱的有无和严重程度，结合病史、体征及其检验检查资料综合进行分析。对于初次就诊和治疗的患者，可以明确患者疾病严重程度、评估预后，对于已经在进行药物治疗的患者，可以协助评估目前治疗方案的效果。因此，对于肾功能不好的患者，血气分析对治疗和观察病情是一种良好手段，有重要意义。

63 高钾血症真的那么可怕吗?

对于许多慢性肾功能不全的病人来说,"高血钾"是令人头痛的问题。其主要原因就是它行踪隐匿,却危害巨大。

钾是人体体液中重要的阳离子,具有维持我们生命的重要的生理功能。正常情况下,血钾浓度为 3.5 ~ 5.5 mmol/L,并处于动态平衡且相对稳定的状态。但在某些情况特殊下,血钾浓度就会出现过高或过低的异常状态。我们通常将血钾超过 5.5 mmol/L 称为高钾血症。那么高钾血症是怎么发生的呢?简单来说,我们大致可以分为 3 个原因:钾的排泄减少;钾由细胞内转移到细胞外;钾的摄入过多。

首先,我们来看哪些情况会引起钾的排泄减少呢?最常见的原因就是肾功能不全,无论急性肾衰竭或慢性肾衰竭患者均可发生不同程度的高钾血症。此外,肾上腺皮质功能减退、双侧肾上腺切除、低醛固酮症、肾小管酸中毒以及长期使用保钾利尿剂(螺内酯、阿米洛利、氨苯蝶啶)均可导致肾脏排钾减少。

其次,钾又在什么情况下会发生位置的变化,由细胞内转移至细胞外呢?最常见的是缺氧、酸中毒、组织分解(烧伤、受挤压伤等),还有一种遗传病称为高钾血症型周期性瘫痪,也是会使钾发生"位移"。

再次,钾的摄入过多,这包括食用含钾丰富的食物、口服或静脉输注钾盐,如再合并肾功能不全,那么高钾血症的发生机率会大大增加。

另外,需要提醒大家的是,在高血钾患者中,由服用药物引发的血钾异常比例逐年升高,尤其患有肾脏疾病或者年龄在 60 岁以上的人群,由于排钾功

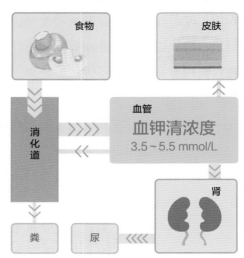

食物

皮肤

消化道

血管
血钾清浓度
3.5 ~ 5.5 mmol/L

肾

粪   尿

能减退，用药更要慎重。

血钾的上升可以悄无声息，但高钾血症相关的并发症一旦出现，后果往往很严重，甚至危及生命。高钾血症随时可发生心脏传导阻滞、室性心律失常或心脏骤停，这是猝死的主要原因，也是高钾血症最大的危害。其次还能引起神经肌肉的兴奋性改变，早期有肢体麻木、乏力，晚期可出现肌无力和瘫痪。此外，还能引起头晕、恶心、呕吐、腹痛等，严重时也可引起呼吸肌抑制。

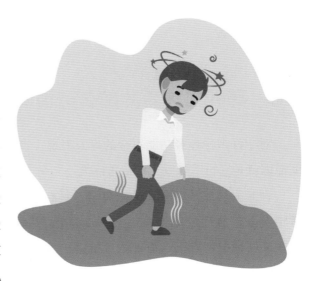

鉴于以上情况，面对高钾血症，我们需足够重视，但同时也有很好的办法控制和降低血钾。如果患者临床表现可疑，首先应限制含钾丰富的食物和停用钾盐。紧急检测血钾水平，如明显升高或超过 6.5 mmol/L，并伴有心电图异常，可立即采用静注 10% 葡萄糖酸钙进行拮抗钾的心肌毒性；静滴葡萄糖 – 胰岛素溶液促进钾向细胞内转移，如合并酸中毒，还可静滴碳酸氢钠；应用利尿药，增加钾的排泄，如患者少尿或无尿，可口服降钾树脂通过肠道吸附起到类似的作用。改善循环血容量及肾功能是纠正高钾血症的关键。如果上述办法效果不理想，血液透析是快速而有效的治疗措施。对于经常发生高血钾的病人，我们建议可以常备口服的降钾树脂，如果高度怀疑血钾升高，可以自行服用降钾树脂同时到医院就诊。

除了以上治疗措施之外，我们在平日生活中，尤其是慢性肾衰竭的患者还应注意哪些问题用以预防高钾血症的发生呢？第一，避免使用易引起高钾血症的食物和药物；第二，关注自身的不适症状，注意尿量的变化、定期监测肾功能、电解质水平，做到早发现，早治疗；第三，如果已经开始规律透析的患者，要保证透析充分性；第四，也是最重要的一点，就是控制饮食。饮食控制是预防高钾血症的必要措施，避免使用含钾较高的食物，如鲜蘑菇、马铃薯、香蕉、橘子、橙子等；在烹制绿叶菜时，建议先将绿叶蔬菜浸于大量清水中半小时以上，然后再放入大量开水中灼后再炒；用蔬菜煮成的汤均含钾，避免"汤泡饭"；勿食用浓缩汤及使用肉汁拌饭；市面上出售的代盐及无盐酱油钾含量比普通食盐高，不宜多用。

● 高钾食物

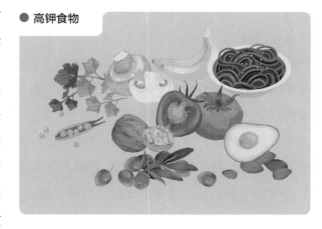

综上所述，高钾血症虽然凶险，但只要我们时刻警惕，预防为主，及时发现，早期干预，那么对于这样一个"隐形杀手"，我们就可以做到可防、可控、可治！

64 为什么肾脏病内科医生要让我做骨穿？

多数患者到肾病科就诊，是因为尿检异常或肾功能不全，有时候还会伴有水肿、高血压、贫血、腰痛等多种情况。因此，无论对于门诊或住院病人，医生往往开具一系列与肾脏相关的检查，必要的时候还需要做肾脏穿刺活检术。对于这些检查，患者接受程度较高。通常来说，完善上述检查后，大部分肾脏病可以得到明确诊断。但有一种情况，起初往往不被理解，即使经过医生的详细解释后，仍有少部分患者心存疑虑，那就是为什么肾脏内科医生要让我做骨穿？

首先，我们来看一个病例：患者，男，72岁，因泡沫尿、乏力、腰骶部疼痛4个月，到当地社区医院检查，完善了血常规、尿常规、肝肾功及心电图检查，血红蛋白81 g/L，尿蛋白 ±，血肌酐189 μmol/L，心电图示窦性心律，部分导联ST段异常，经社区医生建议转至上级医院肾病科继续诊治。在肾病门诊，医生初步筛查了尿微量白蛋白肌酐比、尿总蛋白肌酐比，发现尿蛋白定量存在矛盾的现象，谨慎起见收住院。进一步完善检查，血常规、尿蛋白检测、生化、免疫球蛋白检测、免疫固定电泳、X 射线片等一系列检查，所有结果均指向一个疾病——多发性骨髓瘤。经医生详细解释，患者终于同意行骨髓穿刺术。最终骨穿结果结合相关病史及化验检查，明确诊断为"多发性骨髓瘤"。联系转至血液科给予及时治疗后，患者病情稳定。当然，由于各级医疗单位的医生反应敏锐，患者依从性较好，这是一个诊治成功的病例。也会有小部分患者因不理解或惧怕骨髓穿刺而贻误最佳诊治时机，造成不可挽回的严重后果。

骨髓穿刺是目前临床中比较常用的检查方法，技术成熟，但其毕竟属于有创操作，在一定程度上会带来相应的并发症。因此，在什么情况下，肾病科医生会要求患者做骨髓穿刺呢？通常，多发性骨髓瘤的患者会因泡沫尿或肾功能不全而首诊于肾病科，当医生发现下述情况时，一般会要求患者行骨髓穿刺。

（1）临床表现

1）蛋白尿：有 60% ~ 90% 的患者因蛋白尿就诊，然而蛋白尿的检测结果却存在矛盾，常见的是尿常规中尿蛋白定性较少甚至阴性，而 24 h 尿蛋白定量远大于 1 g。

2）慢性肾功能衰竭：可占到总体患者的 50% 左右，会伴有贫血，往往进展较快，但肾脏体积未见明显缩小。

3）慢性肾小管功能不全：比如尿液浓缩（夜尿增多）、酸化功能障碍，尿钾、钠或碳酸氢盐丢失过多，肾性糖尿等。

4）肾病综合征：虽然较少见，但往往提示肾小球病变（如淀粉样变）。

（2）实验室检查

1）贫血多为正细胞正色素性贫血，且贫血与肾功能不全不呈比例。

2）不明原因的血清钙水平升高。

3）血清乳酸脱氢酶水平增高，其增高程度多与疾病严重度相关。

4）血 β_2- 微球蛋白升高，其水平高低与肿瘤活动程度相关，是判断预后与疗效的重要指标。

5）C 反应蛋白（CRP）升高，因其与白介素-6 相关，而后者又是判断疗效与预后的指标之一。

6）血清球蛋白检测：血清免疫球蛋白多见 IgA 和 IgG 增高，血清蛋白电泳可见 M 蛋白，血清免疫固定电泳用以确定多发性骨髓瘤的类别。

7）尿免疫固定电泳：用以检测尿液轻链蛋白，敏感性及特异性较高。

（3）影像学检查

X 射线平片可见特征性溶骨性损害，另可见弥漫性骨质疏松及病理性骨折。磁共振成像可早期发现多发性骨髓瘤的骨骼改变。

当出现以上情况时，就需要进一步行骨髓穿刺术来明确诊断。如果骨髓穿刺结果中骨髓单克隆浆细胞 ≥ 10%，并且血、尿中出现 M 蛋白，加之存在骨髓瘤相关器官或组织损害（如高血钙、贫血、肾功不全、溶骨破坏）即可诊断多发性骨髓瘤；如仅有前两项（其中 M 蛋白 ≥ 30 g/L）或仅为其中一项，而无骨髓瘤相关器官或组织损害，我们称之为无症状多发性骨髓瘤或冒烟型骨髓瘤；还有第 3 种情况即 M 蛋白 <30 g/L，单克隆浆细胞 <10%，更无骨髓瘤相关器官或组织损害，目前我们称之为意义未明的单克隆免疫球蛋白血症。上述 3 种类型

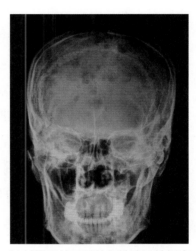

X 射线平片可见特征性溶骨性损害

临床表现不尽相同，治疗方案及预后均有所差别，但如果没有骨髓穿刺的证据支持，盲目选择方案治疗很有可能会对患者造成不利甚至严重的后果。

综上所述，

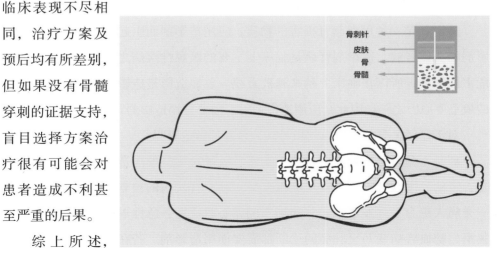

骨刺针
皮肤
骨
骨髓

如果患者就诊于肾病科，医生却要求他做骨髓穿刺，那么必须引起患者及家属的足够重视，建议尽早配合检查，明确诊断，及时选择正确的治疗方案，获得最佳预后。

65 肾脏病人能做造影吗？

造影是对缺乏自然对比的结构或器官，将密度高于或低于该结构或器官的物质引入器官内或其周围间隙，使之产生对比显影，这种物质即为造影剂。造影剂又称对比剂，是为增强影像观察效果而注入（或服用）到人体组织或器官的化学制品，是一种可引起肾损害的物质。为什么要做造影？什么是造影剂相关性肾病？对于已经患有肾脏疾病的患者，是否能够做造影呢？

随着医学的发展和疾病谱的增加，各种无创和有创检查日益丰富，强化CT、CT、强化 MRI、DSA 在临床的应用也日益增加。其实造影检查不仅是确认病灶，更多的是，明确诊断后可以进行下一步治疗。例如，如果心脏冠状动脉造影发现冠状动脉狭窄，就可以直接安置支架，所以说造影兼具诊断和治疗的作用。

（1）造影剂相关性肾病

造影剂是一种可引起肾损害的物质，应用造影剂而引起的肾脏病称之为造影剂相关性肾病。造影剂肾病是临床上主要的医源性疾病之一，对健康造成的危害性很大，所以在临床上越来越被重视。急症造影是造影剂引起急性肾损伤的最重要原因之一。因此，应用造影剂时，需要警惕造影剂肾病的发生。

对于已经患有肾脏疾病的患者，是否能够做造影呢？

那是不是肾脏病或者肾功能不全患者就绝对不能使用造影剂呢，答案当然是否定的。慢性肾脏病及肾功能不全是心脑血管疾病的独立危险因素，所以这一类病人更容易并发心脑血管疾病。例如心肌梗塞、急性冠脉综合征、肾动脉狭窄、脑血管病变乃至肿瘤的诊断都需要使用造影剂。若在病情危急，且无有

效可替代方案的情况下，造影检查是非
常有必要的。但是要明确告知病人及家
属，一旦使用造影剂有可能对肾功能造
成难以恢复的损害，乃至需要透析治疗。

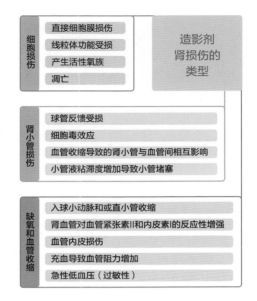

而对于已经进入透析的病人需要顾
虑的相对少一些，因为透析和滤过会清
除部分造影剂，但是也会对所剩不多的
残余肾功能造成损伤，因此也需要医生
综合评价病人的病情和基础疾病作出决
定，在病人使用造影剂后可以安排血液
透析滤过治疗。

（2）防止或者减轻由于造影剂而引发的肾脏病

如果造影检查非常重要、不可替代，需要采取措施防止或者减轻由于造影
剂而引发的肾脏病。就目前而言，最关键的预防措施是不要滥用造影剂，应严
格掌握适应证和禁忌证。造影前应该对造影的价值及造影的危险性进行分析，
随时警惕造影剂肾病的可能性，对高危病人应改用其他诊断方法，如 B 超、CT、
MRI 及其他核医学技术等以代替碘造影剂血管造影，对疑有肾脏病者，造影前
需检查肾功能，造影后 48 ~ 72 h，也需检查肾功能。造影剂的剂量宜用最小的
有效剂量，以防止或减少造影剂引起的造影剂肾病的发生。

对于尿量正常的患者，造影的前一天应鼓励病人多饮水，在造影过程中以
及造影结束后也可酌情补液或饮水，以加快造影剂的排泄速度，减少造影剂在
肾脏停留的时间。造影结束后，如患者的病情不需要禁饮食，则可以给患者高
维生素、高热量的流质、半流质饮食，避免高蛋白饮食。对于无尿及少尿的患者，
不能自行盲目患者大量饮水及大量流质饮食，需要先向主管医生进行咨询，以
给予更精确的、适合患者的建议。

如需重复造影，应间隔一段时间，根据病情尽量避免在短期内多次重复使
用造影剂。

糖皮质激素

66　什么是激素？

激素是调节人体生理活动的重要物质，激素类药物就是以人体或动物激素（包括与激素结构、作用原理相同的有机物）为有效成分的药物。

通常患者在就医过程中，听到医生口中常提到的"激素"，在没有特别指定时，指的是"肾上腺糖皮质激素类药物"。糖皮质激素由肾上腺分泌而来，肾上腺位于双侧肾脏的上方。糖皮质激素的分泌受下丘脑–垂体–肾上腺轴调节。正常情况下，下丘脑感受到身体需要糖皮质激素的信号，比如在应激情况（如发热、跑步、剧烈运动）下，它就会分泌促皮质释放激素，后者可以刺激垂体前叶释放促肾上腺皮质激素，再后者可以刺激肾上腺皮质分泌糖皮质激素进入血中，满足身体的需要；而血中糖皮质激素过多的时候，则会通过负反馈调节抑制脑垂体释放促肾上腺皮质激素，进而抑制下丘脑释放促皮质释放激素，达到动态平衡。

糖皮质激素可根据半衰期（就是激素被消除一半所需要的时间）分为3大类：短效糖皮质激素、中长效糖皮质激素、长效糖皮质激素。短效糖皮质激素的生物半衰期为 6 ~ 12 h，常用的有氢化可的松和可的松，其抗炎作用小、作用强度低、半衰期短，同时副作用相对较大，如对水钠储留及糖代谢影响较大，因此目前已少应用于疾病治疗。中长效糖皮质激素的生物半衰期 12 ~ 36 h，包括泼尼松、泼尼松龙、甲泼尼龙和曲安西龙，这一类糖皮质激素的临床应用较普遍。长效糖皮质激素的生物半衰期为 48 ~ 72 h，包括倍他米松和地塞米松，其抗炎作用在糖皮质激素作用中最强、半衰期最长、钠储留作用小，但其对糖和蛋白质代谢影响最大，且最易引起神经精神症状。

糖皮质激素在体内多系统器官存在受体，其作用广泛而复杂，可概括为

4 大方面。

1）对糖、蛋白质和脂肪代谢影响。①糖代谢：糖皮质激素是调节机体糖代谢的重要激素之一，应用糖皮质激素治疗后往往会伴发高血糖。一方面是因为糖皮质激素可提升糖异生，这是由于它促进蛋白质分解，有较多的氨基酸进入肝，肝内与糖异生有关酶的活性适应性增强，致使糖异生过程大大加强。另一方面是糖皮质激素又具有胰岛素拮抗作用，降低胰岛素对血糖的控制作用。②蛋白质代谢：糖皮质激素可促进肝外组织蛋白质分解，分解的氨基酸转移至肝脏生成肝糖原。因此糖皮质激素分泌或外源性使用过多时导致肝外蛋白质分解增强，合成减少，将出现一系列消耗症状，如肌肉消瘦、骨质疏松、皮肤变薄、淋巴组织萎缩等。③脂肪代谢：糖皮质激素不仅促进蛋白质分解，同样可促进脂肪分解，增强脂肪酸在肝内氧化过程，进一步增强糖异生。有趣的是糖皮质激素对身体不同部位的脂肪作用截然不同，糖皮质激素促进四肢脂肪组织分解增强，而促进腹、面、肩及背部脂肪合成增加。这样一来长期服用激素患者呈现面圆、背厚、躯干部发胖而四肢消瘦的特征性体形。

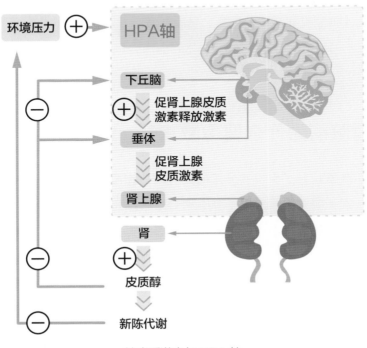

糖皮质激素与 HPA 轴

　　2）对水盐代谢的影响。糖皮质激素在机体存在水负荷时，可促进水的快速排出。肾上腺皮质功能不足患者排水能力明显降低，甚至可出现水中毒表现，此时补充适量的糖皮质激素水储留可得到缓解。

　　3）多系统生物学作用。①对血液系统的影响：糖皮质激素可使增加外周血中红细胞、血小板和中性粒细胞的数量，而降低淋巴细胞和嗜酸性粒细胞数量。②对循环系统的影响：糖皮质激素在维持正常血压中起到关键。③其他系统影响：糖皮质激素亦参与神经系统、胃肠系统的正常生理功能。

　　4）在应激反应中的作用。当机体受到各种外界应激时，如缺氧、创伤、手术、饥饿、疼痛、寒冷刺激以及精神创伤等，下丘脑分泌 ACTH 浓度迅速增加，通过 HPA 轴调控，糖皮质激素也相应分泌增多。糖皮质激素增多是应激中最要的一个反应，帮助机体对抗有害刺激。糖皮质激素参与应激反应，增强机体对刺激的抵抗力的机制可能与以下 4 个方面有关：①糖皮质激素有促进蛋白质分解和糖原异生作用，可有效调动集体能量储存，抵抗外界不利因素刺激；②糖皮质激素可提高心血管对儿茶酚胺的敏感性，增强心肌收缩力，以维持有效循环；③药理浓度的糖皮质激素具有稳定溶酶体膜，防止或减少溶酶体酶外漏造成的组织损伤；④抑制炎症介质的生成、释放和激活。

67　肾脏病为什么要用激素？

　　糖皮质激素是肾上腺自然分泌的具有调节物质代谢、水盐代谢，作用广泛而复杂的激素。糖皮质激素用于肾脏病治疗已经超过了半个世纪，至今仍在许多免疫介导性肾病治疗中占据重要位置。那么为什么这种人体正常分泌物质可以被应用于肾脏病的治疗中？总体来讲与肾脏病的发病机制相关。免疫异常、炎症反应和肾脏固有细胞损伤是许多肾脏疾病的致病机制，糖皮质激素具有确切而强大的抗炎、免疫抑制和细胞保护作用，因此糖皮质激素能够明显抑制活动性病变，减轻肾脏损伤，减少蛋白尿，延缓肾病进展。

　　免疫抑制作用：免疫异常，包括细胞免疫和体液免疫异常，是许多肾脏疾

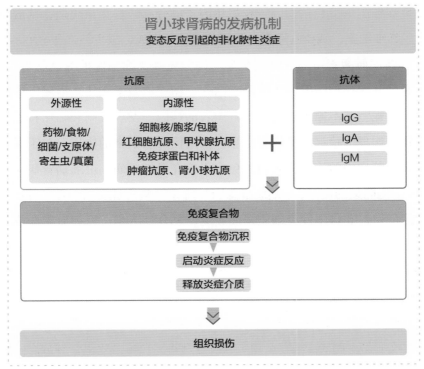

肾小球肾病的发病机制
变态反应引起的非化脓性炎症

抗原		抗体
外源性	**内源性**	IgG
药物/食物/	细胞核/胞浆/包膜	IgA
细菌/支原体/	红细胞抗原、甲状腺抗原	IgM
寄生虫/真菌	免疫球蛋白和补体	
	肿瘤抗原、肾小球抗原	

＋

免疫复合物

免疫复合物沉积

启动炎症反应

释放炎症介质

组织损伤

免疫异常、炎症反应和肾脏固有细胞损伤是许多肾脏疾病的致病机制

病的重要发病机制，其病理基础为免疫复合物沉积引发炎症反应、炎细胞浸润、细胞增殖等。糖皮质激素的免疫抑制作用贯穿于免疫过程中的各个环节。首先可抑制巨噬细胞对抗原的吞噬与处理；其次，糖皮质激素可暂时抑制外周淋巴细胞，使其绝对数量变少，其原因多与淋巴细胞移至血液外的组织相关，并非淋巴细胞破坏而造成。此外，糖皮质激素可抑制 B 细胞转化成浆细胞的过程，致抗体生成变少，抑制抗体介导体液免疫反应。

糖皮质激素具有强大的抗炎作用，能抑制感染性、免疫性、化学性、无菌性炎症等原因引起的炎症反应。糖皮质激素抗炎作用的基本机制包括非基因水平抗炎作用和基因水平抗炎作用。糖皮质激素的非基因水平覆盖多方面。首先糖皮质激素可以改变血管的张力和通透性，降低透明质酸酶的活性，使毛细血管通透性下降，从而减轻炎症症状。此外糖皮质激素能够抑制巨噬细胞、单核细胞和中性粒细胞等炎症细胞向炎症部位聚集，同时糖皮质激素可以增强溶酶体膜的稳定性，减少溶酶体水解酶和蛋白酶的释放。同时糖皮质激素的应用可以抑制炎症细胞因子、粘附因子及趋化因子的分泌。在炎症晚期，糖皮质激素可抑制成纤维细胞，减少胶原蛋白和氨基多糖的生成，减少粘连和疤痕的产生。

尽管糖皮质激素可通过抑制炎症、调节免疫及细胞保护等机制治疗肾病，并非所有肾脏疾病均需要糖皮质激素治疗，糖皮质激素在什么情况下应用于肾脏病的治疗呢？基本原则是充分了解患者的病因、发病机制和临床特点，同时结合行肾脏病理活检提示德病理信息，决定糖皮质激素的应用。对于目前糖皮质激素在肾脏病中的治疗主要包括免疫炎症介导性肾病、进展期肾病（表现为大量蛋白尿、明显的血尿、短期肌酐急剧升高等）、病理证实活动性肾脏病变（如明显细胞增殖、非自限性炎细胞浸润、免疫复合物沉积、毛细血管襻或小血管纤维素样坏死、细胞性新月体形成等）。对于自限性的肾脏病，如急性链球菌感染后肾小球肾炎，则一般不推荐使用糖皮质激素。一些对于激素治疗后反应欠佳的肾脏病，如膜增生性肾炎，在使用糖皮质激素前必须要全面权衡利弊。

尽管糖皮质激素治疗是肾脏病治疗的基础用药，但不同患者个体对糖皮质激素治疗德反应是不同的，治疗过程中应注意判断和评估其疗效，部分患者糖皮质激素敏感，足量激素治疗 8 周内蛋白尿缓解；部分病理类型需要治疗 12 ～ 16 周。部分患者开始糖皮质激素治疗时有效，激素减量或停药后 2 周内蛋白尿再次出现，我们称之为激素依赖。同样有些患者在给予激素治疗后仍蛋白尿持续存在，则是激素抵抗。在给予激素治疗后尿蛋白已消失，停用激素 4 周以上尿蛋白再次明显增多，称之为复发。因此在激素治疗肾脏病期间需密切监测其疗效，根据患者对激素的反应，制定下一步治疗方案。

68 激素治疗有哪些副作用？

糖皮质激素是每一个生命过程都离不开的微量激素，但在用于疾病治疗时的剂量远远高于人体正常水平，此时糖皮质激素在起到治疗作用的同时会产生一系列副作用，如引发肥胖、骨质酥松、感染播散等。正是因为这些副作用，患者人群存在谈"激素"色变的现象，甚至部分患者拒绝或抵制使用激素。那么糖皮质激素的副作用主要有哪些呢？我们一起来了解一下。

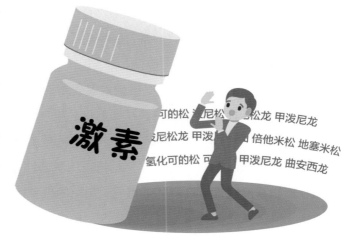

1）消化系统：糖皮质激素可通过刺激胃酸、胃蛋白酶的分泌，增加胃黏膜损伤因素的侵袭力，并且抑制保护性胃粘液分泌，降低胃肠黏膜的抵抗力，从而诱发或加剧胃、十二指肠溃疡病变，严重者甚至造成消化道出血或穿孔，危及生命。因此对于存在消化道溃疡或消化道出血患者，糖皮质激素的使用需谨慎，同时注意加强抑酸和护胃药的使用。

2）免疫系统：糖皮质激素具有强大而明确的免疫抑制作用，在治疗疾病的同时可降低人体正常免疫力，从而可诱发感染，或使体内潜在病灶扩散。因此在激素使用的过程中，需严密监测患者病情变化，及时发现感染病灶。如果发现并发感染，必须使用最有效的手段治疗感染，在控制好病情之后再慢慢减少激素剂量，突然激素减量可导致肾上腺皮质功能下降，进一步加重感染。在

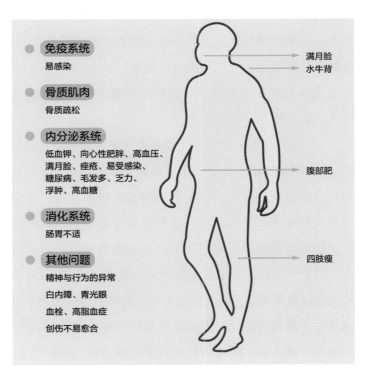

糖皮质激素副作用

激素使用时，需警惕少见菌的感染。合并肺结核、淋巴结核、胸膜结核、腹膜结核等患者需慎用糖皮质激素，因糖皮质激素可使原来静止的结核病灶扩散恶化。

3）骨质肌肉改变：糖皮质激素对骨组织细胞、矿物代谢存在影响，其影响程度与激素使用剂量相关。在低剂量的生理浓度下，糖皮质激素可促进骨正常生长代谢。然而在超生理浓度下，糖皮质激素对这些系统有完全不同的作用。糖皮质激素所致最常见骨质改变是糖皮质激素性骨质疏松，其发生风险与使用糖皮质激素的剂量与时间呈正相关。20% 的患者在口服糖皮质激素后 12 个月内发生了骨质疏松性骨折，口服激素 5～10 年后这一比例上升至 50%。当强的松使用总剂量 >1 000 mg 时，约 80% 患者可出现激素相关骨质疏松症。除了糖皮质激素性骨质疏松，无菌性骨坏死是另一糖皮质激素相关骨质改变。这个疾病我们日常生活中并不陌生，股骨头坏死便是其中一种，其早期表现为疼痛、跛行，晚期会造成瘫痪。在接受大剂量激素治疗者中，其发病率约 5%，最多常出现于股骨头，其次易出现于髋、肩、膝、腕骨等处。骨坏死早期常不易被发现，但其致残率较高，严重影响患者生活质量。因此对使用大剂量长疗程激素治疗的患者应定期作骨核素扫描或双能 X 射线片检查，以便早发现激素相关骨质问题，及早预防和治疗。除了造成骨质改变，糖皮质激素的大量使用会造成肌肉萎缩，是因为激素能促进蛋白质分解和抑制蛋白质合成，使人体肌肉组织水肿和纤维性变、营养不良。

4）内分泌系统改变：长期外源性糖皮质激素应用可通过负反馈调节使下丘脑 CRH 和 ACTH 合成和分泌受抑制，体内相对肾上腺皮质功能减退，如迅速停用糖皮质激素，会出现继发肾上腺皮质机能减退，表现为虚弱、眩晕、乏力和肌肉关节疼痛，严重时甚至会诱发肾上腺危象，其可危及生命。以下情况发生肾上腺皮质机能减退可能性较大，需警惕预防：所有接受过给药超过 3 周，每天剂量大于 20 mg 泼尼松或等效糖皮质激素治疗者；任何在非清晨接受过泼尼松给药超过数周者；任何出现类库欣综合征表现的患者。相反，当糖皮质激素使用过量亦会出现药源性肾上腺皮质功能亢进症，表现为低血钾、向心性的肥胖症、高血压、满月脸、痤疮、易受感染、糖尿病、毛发多、乏力、水肿、高血糖等。激素性糖尿病是一种特殊类型糖尿病，是另一种常见的激素相关内分泌系统副作用。在生理状态下糖皮质激素与胰岛素相互协调，维持血糖稳定，但在药理剂量使用糖皮质激素的状态下，会出现胰岛素抵抗，血糖升高，从而导致激素性糖尿病。激素性糖尿病往往与激素使用时间、剂量和激素类型相关。既往无糖尿病的病人糖皮质激素治疗后约56%出现高血糖，长期使用糖皮质激素发生糖尿病的风险是未使用者的 1.4～2.3 倍。应用泼尼松总剂量 >5 000 mg 的患者与总剂量 <1 000 mg 患者相比，激素性糖尿病发病率高出 3 倍。激素类型也影响着激素性糖尿病的发生，例如强的松和强的松龙对糖代谢的影响比氢化可的松强 4 倍。

5）长期使用激素产生的其他副作用：月经紊乱、影响生长发育、白内障、青光眼、血栓形成和栓塞、高脂血症、精神与行为的异常、伤口愈合迟缓、心血管系统并发症等。

69 如何预防激素的副作用？

尽管糖皮质激素类药物在使用过程中会带来诸多副作用，仍不失其重要的医疗价值。因此把握好糖皮质激素类药物的合理使用和加强副作用的防治至关重要，旨在获得临床治疗收益的同时减少不良反应的发生。

1）做好患者心理评估：针对不同年龄，不同文化程度，不同病种的患者予以不同的心理评估指导，使患者正确认识糖皮质激素的利与弊。只有让患者和家属正确地认识和了解糖皮质激素，了解糖皮质激素的用药方案，才能提高患者治疗依从性。同时医务人员应耐心听取患者讲述，体会患者的担忧和恐惧，给予患者心理上的支持。

2）规范化使用：糖皮质激素的滥用不仅降低其治疗效果，还可加重糖皮质激素副作用。首先医生需要明确激素是否使用，依据治疗指南中适应证和禁忌证进行逐条评估，减少不必要激素的使用。其次选择合适的剂量，避免造成药物性皮质醇增多症。对于大剂量、长期使用的患者，需格外警惕副作用的发生，做好与患者家属充分认真沟通。再者糖皮质激素选取给药途径，常用有外用、吸入、口服、静脉注射，根据患者的病情，如果能够局部给药，就不采用全身用药。

3）改善生活方式，加强监管：医生需要加强对患者的监管教育，同时接受糖皮质激素治疗者也应当调整生活方式，例如：戒烟、限酒、适当的光照、适量的抗阻运动、减少跌倒的风险和保证充足的蛋白质、钙及维生素 D 的摄入。同时接受糖皮质激素治疗者需定期监测身高、体重、骨密度、血糖、血液系统变化等，出现身体不适及时与医生沟通，在医生指导下减量停药并接受相关并发症治疗。

4）防治免疫抑制并发症：糖皮质激素在治疗的同时可削弱机体正常的抵抗力，容易诱发各种病原菌导致的感染，或使体内隐性感染病灶得以机会扩展和播散。故使用皮质激素过程中应密切观察病情，警惕感染的发生，一旦出现感染，立即完善相关检查以明确病原体类别和感染性质，先根据经验性抗生素治疗，后根据药敏结果选择最敏感的药物进行治疗，达到迅速控制感染的目的。并同在医生的指导下撤减皮质激素的治疗用量。

5）胃黏膜防护：在应用激素治疗之前，医生需详细询问患者病史，是否存在消化道溃疡及消化道出血相关既往病史。在使用激素治疗时，需同时使用抑酸及护胃药物，抑制胃酸对胃体的刺激，缓解溃疡发生。在激素治疗过程中，需注意观察胃痛、大便变黑、呕血等症状，以及时发现病情变化。

6）骨质疏松防治：首先在糖皮质激素使用之前行骨折风险的准确评估，这对于长期服用糖皮质激素的患者显得尤为重要。在即将启动糖皮质激素治疗时，评估 10 年内髋部骨折及脊柱等主要骨质疏松性骨折的风险，对于评估为高危骨折风险的患者无论现在骨密度高或低都应接受抗骨质疏松治疗。在长期维持性

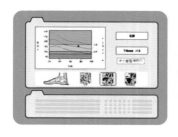 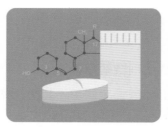 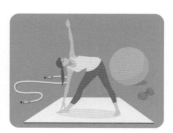

骨折风险评估　　　　注意钙和维生素 D 补充　　　　适当锻炼

治疗时，每 12 个月应再次进行 1 次骨折风险再评估。其次在激素治疗过程中监测需监测骨质改变。患者应定期监测骨密度、血清 25 羟维生素 D、血清钙及尿钙、C 反应蛋白、肝肾功能、甲状腺功能、甲状旁腺激素等指标，有助于全面认识及判断激素对骨质改变，以及时进行分级干预。在糖皮质激素治疗过程中需通过饮食加强补充钙质，增加含钙量高的食物，如蛋类，鱼类的摄入。如果患者日常膳食中钙摄入量不足，建议每日外源需给予钙和维生素 D 补充，以弥补激素使用所带来的钙和维生素 D 流失。同时患者应适当加强锻炼，通过主动锻炼增加骨质强度。

7）代谢紊乱防治：HPA 轴抑制往往出现与糖皮质激素减量过快的情况，症状包括精神萎靡、食欲不振、关节和肌肉疼痛、低血压等，此时应停止减量，及时就诊，在医生指导下给予适当支持治疗，并可适当补充糖皮质激素治疗。医源性皮质醇增多症由于外源性补充糖皮质激素过度而引起的类库欣综合征的症状。医源性皮质醇增多症大多在停止外源性糖皮质激素后可自行缓解消退。此时患者除了缓慢停药以外，饮食上宜采用低盐、低糖、高蛋白饮食，必要时给予对症支持治疗，如加用抗高血压、降糖药。由于糖皮质激素过量会使皮肤菲薄，局部水肿，这时皮肤真皮层极易断裂而形成皮肤紫纹，因此需避免肢体的过度牵拉，减少皮肤损伤。对于激素性糖尿病应注意血糖的监测和糖尿病症状观察，必要时给予胰岛素治疗。

预防糖皮质激素相关副作用需要医患双方的共同努力，医生要谨记预防糖皮质激素副作用的重要性，在医院内、外多角度全方位加强科普宣传及健康教育活动。同时患者需积极配合，理性认识糖皮质激素的副作用，在思想上逐步认识到糖皮质激素的治疗价值与副作用并存，减少对糖皮质激素过度恐惧。

70 使用激素期间应该注意什么？

正确、合理的在医疗工作中使用糖皮质激素是提高其治疗效果，减少其不良反应的关键环节。糖皮质激素的正确、合理应用主要取决于以下 3 个方面：

一是治疗适应证掌握是否准确；二是类型和给药途径选用是否正确、合理；三是使用过程中是否遵循给药原则。

（1）适应证掌握

糖皮质激素治疗使用最重要的是做到不要滥用。糖皮质激素是一类临床适应证较广的药物。但实际使用中，未严格按照适应证给药的情况较为普遍。例如有些患者因为发烧或关节疼痛，单纯以退热和止痛为目的使用糖皮质激素，一定程度造成了激素的滥用。在肾脏疾病中使用主要适用于免疫炎症介导性肾病、进展期肾病、病理证实活动性肾脏病变。

（2）用药前类型、剂量、疗程和途径选择

糖皮质激素适用范围很广，在多种疾病人群中均有治疗价值，因此在应用激素不能一概而论，需兼顾因人而异和因病而异的个体化治疗原则。治疗类型、剂量、疗程和途径应根据年龄、病因、病理、治疗反应及是否容易复发区别对待，应根据不同疾病需求正确选用糖皮质激素类型。在用药剂量方面，医生应反复斟酌、权衡，结合患者的体重、年龄、病情、组织病理学分型等有理有据地给药，尽可能地给予能够控制疾病的最小糖皮质激素剂量；和合适的疗程，如不需要长期用药，尽量不长期使用。在使用糖皮质激素的过程中，医生要根据患者病情准确选择给药途径，如果能够局部给药，就不予全身用药。

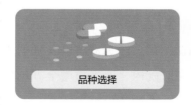
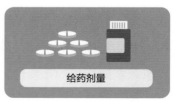
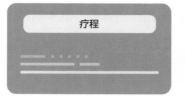
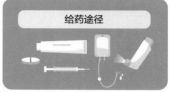

糖皮质激素个体化治疗原则

（3）用药时基本原则

在治疗肾脏病应用激素时应遵循"足量、慢减、长期、维持"的原则。

①起始足量：无论是肾病综合征还是慢性肾炎综合征，治疗之初激素用量一定要足量，这样获得最大的病情缓解可能。服用方法通常为清晨 1 次性顿服，因为糖皮质激素在人体分泌清晨水平为高峰，这样服药符合激素分泌的昼夜节律性，减少对 HPA 轴的过度抑制。②缓慢减药：糖皮质激素在治疗疾病的同时可能引起副反应，在疾病得到治疗或控制后，不可持续足剂量治疗，应降低药物治疗剂量。 在降低药物剂量的过程中必须逐步而缓慢，一方面可避免疾病的复发，另一方面可避免诱发 HPA 轴抑制引起的肾上腺皮质功能减退。一般建议蛋白尿完全消失 2 周后开始给予糖皮质激素减量。减量的速度一般情况为每 2～3 周减10%，当减至一定程度时蛋白尿易复发。对于那些反复在减药过程中出现蛋白尿复发患者，需进一步延缓药物减量速度。糖皮质激素减量的过程中常见哪些误区呢？例如有的患者因担心激素的副作用，在蛋白尿消失后快速撤药，使得疗程不足导致复发或出现 HPA 轴抑制；再如患者蛋白尿消失后担心复发激素减量过于缓慢；另外还有一些患者激素治疗周期已完成，但蛋白尿仍然存在，则坚持激素服用不减量。这些误区往往是对激素的认识不够全面导致的。③长期维持：为巩固肾病治疗效果，需给予小剂量激素长时期服用 1 年以上。

总之，在使用皮质激素之前，医生需全面了解病情，评估用激素后对患者是利多弊少还是弊多利少，严格掌握激素的适应于哪些疾病，严禁用于哪些疾病。在激素使用时，患者应遵循用药原则，不可随意增减药量，同时密切观察副作用，使激素产生的副作用和并发症降到最低水平。

免疫抑制剂

71 什么是免疫抑制剂？

（1）免疫抑制剂的定义

免疫抑制剂是对机体的免疫反应具有抑制作用的药物，能抑制与免疫反应有关细胞（T 细胞、B 细胞和巨噬细胞等）的增殖和功能，起到降低机体免疫反应的作用。

（2）免疫抑制剂在肾脏疾病中的应用历史

免疫抑制剂在肾脏疾病中有几十年的应用历史：1917 年 Esherich 首次提出免疫反应参与肾脏疾病的发生与发展；1949 年 Farnsworth 和 Barnett 率先使用促肾上腺皮质激素治疗脂质性肾病，1966 年 West 等拓展了环磷酰胺在肾病中的使用，随后苯丁酸氮芥和硫唑嘌呤相继用于肾病的治疗；近年来一些新的免疫抑制剂如霉酚酸酯、来氟米特等亦应用于临床并取得一定的疗效。

（3）免疫抑制剂的分类

常用的免疫抑制剂主要有 5 类：①糖皮质激素类，如可的松和强的松；②微生物代谢产物，如环孢菌素、他克莫司等；③抗代谢物，如硫唑嘌呤、甲氨蝶呤、吗替麦考酚酯等；④多克隆和单克隆抗淋巴细胞抗体，如抗淋巴细胞球蛋白和 OKT3 等；⑤烷化剂类，如环磷酰胺、白消安等。

（4）肾病常用的免疫抑制剂

肾病常用的免疫抑制剂包括糖皮质激素、环磷酰胺、硫唑嘌呤、来氟米特、吗替麦考酚酯、他克莫司、环孢素、甲氨蝶呤等。下面简单介绍几种肾病常用免疫抑制剂。

1）糖皮质激素：需要用糖皮质激素治疗的肾脏疾病有原发性肾病综合征（微小病变型肾病、系膜增生性肾炎、局灶节段性肾小球硬化等）、继发性肾病综合征（狼疮性肾炎、过敏性紫癜、乙肝相关性肾炎等）、急性肾损伤（急进性肾炎等）。

2）环磷酰胺：属于烷化剂，主要用于狼疮性肾炎、膜性肾病、激素抵抗和激素依赖性微小病变型肾病、新月体性肾小球肾炎、局灶节段性肾小球硬化等。

3）硫唑嘌呤：主要用于移植、系统性血管炎、狼疮性肾炎等维持治疗。

4）来氟米特：主要用于狼疮性肾炎、原发性肾脏病、血管炎肾损害、IgA 肾病、膜性肾病等。

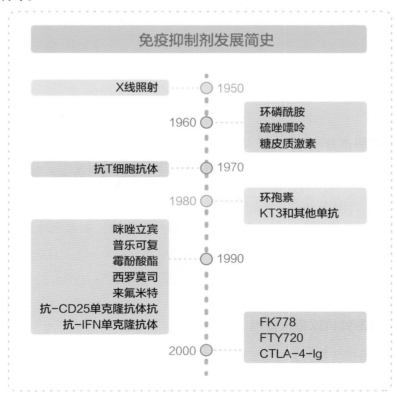

5）吗替麦考酚酯：主要用于移植、激素抵抗和激素依赖性肾病综合征、激素治疗无效的膜增生性肾炎、血管炎肾损害、急进性肾小球肾炎等。

6）环孢素：主要用于微小病变型肾病、膜性肾病、局灶节段性肾小球硬化、难治性肾病综合征、肾移植等。

72 为什么要使用免疫抑制剂？

免疫损伤是多数肾脏疾病发生过程中的共同环节，几乎所有肾小球疾病的发病过程都有免疫学机制参与。引起肾小球肾炎的各种抗原主要包括以下几种。

（1）循环血液中的抗原

此类抗原引起的肾炎临床上最常见，可分为：①外源性抗原，如感染性抗原，包括细菌、病毒、寄生虫等；化学物质和药物，如青霉胺、汞和金等，可与体内蛋白结合，形成抗原；异种蛋白，如异种血清、预防接种及食物蛋白等。②内源性抗原，即自身身体的抗原，主要包括细胞成分、肿瘤抗原、由于感染或其他原因引起自身组织破坏而发生变性的物质。

（2）肾脏本身的抗原

它是肾小球本身的成分，主要包括：①基底膜抗原，有些是肾小球基底膜独有的，有些也存在于肺和肝脏的基底膜上。青霉胺等化学药物或细菌、病毒的某些成分，可与肾小球基底膜结合，形成复合抗原，刺激机体产生 GBM 抗体，导致抗基底膜肾炎。②肾细胞表面抗原，包括肾小球上皮细胞抗原，如 Heymann 抗原，内皮细胞抗原，系膜细胞抗原，系膜细胞表面的 Thy-1 样抗原。

（3）外源性抗原植入肾内

有些外源性抗原如刀豆球蛋白 A、阳离子化小牛血清白蛋白、植物血凝素等，它们有独特的免疫、生化或电生理特性，与肾脏组织有很强的亲和力。

原发性肾小球疾病的主要发病机制是免疫系统功能异常导致肾小球损伤，包括体液免疫和细胞免疫。

◆ **肾脏损伤的体液免疫机制**　无论病因如何，多数肾小球疾病的特点是肾小球内免疫球蛋白或补体成分的沉积。①循环免疫复合物沉积：这是肾脏免疫性损伤中免疫复合物形成机理最常见的一种。血循环中抗原和抗体（主要是 IgG）相互作用，形成循环性免疫复合物，随血流滞留在肾脏，激活了介质系统，引起肾小球损害。②原位免疫复合物形成：原位免疫复合物包括肾性抗原和非肾性抗原两种。肾性抗原是指抗原来自肾小球结构成分，在病理状态下这些抗原诱导生成自身抗体后与之结合，形成原位免疫复合物并激活补体系统，导致免疫损伤，非肾性抗原指外源性的抗原包括植物血凝刀豆素 A、阳离子铁蛋白、牛血清蛋白和溶菌酶等，它们对肾组织具有某种特异的免疫性、电生理性的亲和力，可"植入"肾小球毛细血管壁形成固定抗原，与相应的抗体在抗原原位结合形成免疫复合物。

◆ **肾脏损害的细胞免疫机制**　细胞免疫在肾炎发病中的主要机制包括：①T 淋巴细胞与固定于肾小球的抗原相互作用。②循环中 T 淋巴细胞与抗原相互作用导致大量炎症因子释放引起免疫炎症反应过度激活。③发挥细胞毒作用。近年来研究显示 T 辅助细胞不同亚类，如 Th1/Th2、Trge/T17 等比例失调在肾小球疾病的发病中起重要作用。

免疫异常是肾小球疾病发病的重要机制之一，而免疫抑制剂具有免疫抑制作用，可抑制机体异常的免疫反应，广泛应用于器官移植免疫排斥反应及自身免疫性疾病的治疗。随着对肾脏疾病发病机制的深入研究，免疫因素在很多肾脏病中发挥重要作用，因此针对免疫异常的各种免疫抑制剂在肾脏病治疗中开始广泛应用，并取得了较好的效果。因此，免疫抑制剂是治疗肾脏疾病的重要手段之一，在治疗肾小球疾病中占有举足轻重的地位。

73 免疫抑制剂有哪些副作用?

(1) 糖皮质激素

糖皮质激素的主要不良反应有如下几方面。①感染风险增加,糖皮质激素可引起免疫功能减弱,当糖皮质激素使用量超过相当于每日口服泼尼松 10 mg 的剂量或累计剂量超过 700 mg,感染发生率明显升高。②骨质疏松,长期使用糖皮质激素可引起骨质疏松、脊椎压缩畸形,严重时造成无菌性股骨头坏死等。③消化系统表现,糖皮质激素可诱发或加重消化性溃疡,引起胃出血等。④心血管表现,长期服用糖皮质激素可加重水钠潴留,引起高血压,常伴有动脉硬化;由于凝血功能异常、脂质代谢紊乱等,易发生静脉血栓。⑤外表改变,使用糖皮质激素可引起向心性肥胖、满月脸、痤疮、多毛、皮肤紫纹、皮肤萎缩菲薄、毛细血管扩张等表现。⑥神经系统方面,糖皮质激素可以引起失眠、情绪焦虑、记忆减退等。⑦糖皮质激素可引起青光眼、白内障风险增加。⑧糖皮质激素可引起糖类、脂类及蛋白质代谢紊乱,引起糖耐量异常、类固醇性糖尿病等。⑨长期大剂量使用糖皮质激素可抑制下丘脑 – 垂体 – 肾上腺轴,导致肾上腺皮质分泌内源性激素减少,突然停药可导致肾上腺皮质功能不全的表现,出现疲乏无力、情绪低落等,严重时引起循环衰竭甚至死亡。

(2) 钙调神经蛋白抑制剂

主要代表性药物:环孢素 A 和他克莫司。

①肾毒性为钙调神经蛋白抑制剂(CNI)的主要不良反应之一,其发病机制为引起肾脏的小动脉收缩,其中入球小动脉收缩明显,引起肾小球滤过压下降,导致肾小球滤过率降低,表现为一过性的、剂量和血流依赖的血肌酐升高,肾功能不全。长期使用 CNI 可造成肾脏间质纤维化,并伴有肾小球损害。血栓性微血管疾病是 CNI 独特的血管毒性,与 CNI 直接作用于血管内皮干扰内皮细胞产生前

列环素有关。部分服用 CNI 的患者可出现高钾血症,当与 β 受体阻断剂、ACEI/ARB 联用时发生概率更高。②消化系统。服用 CNI 的肾移植患者容易出现肝功能损害,主要表现为剂量依赖的血清氨基转移酶增加、胆汁分泌紊乱所致胆红素血症。 环孢素 A 会加重胆石症的发病率,可能与含有环孢素 A 的胆汁更容易形成结石有关。服用他克莫司的患者会出现不同程度的厌食、恶心、呕吐、腹泻或其他腹部不适。③外观影响。部分服用环孢素 A 的患者会出现面部粗糙、皮肤增厚、牙龈增生及多毛症,甚至出现体内泌乳素水平增高,引起乳房肥大、男性乳房女性化等;而服用他克莫司则容易出现脱发。④高脂血症。肾移植术后服用环孢素 A 可引起高胆固醇血症,其机制包括环孢素 A 与低密度脂蛋白受体结合,调控肝脏合成低密度脂蛋白的反馈异常;胆汁酸合成异常等。使用他克莫司替代环孢素 A 后高脂血症发生率可有所降低。⑤糖耐量异常。环孢素 A 和他克莫司均有胰岛细胞毒性。长期服用可引起胰岛细胞肿胀、空泡形成及细胞凋亡,最终导致血糖调控异常,出现高糖血症甚至糖尿病。⑥神经毒性。使用 CNI,特别是他克莫司会造成神经系统并发症,常见的是肢体粗大震颤、感觉迟钝、头痛及失眠,这些症状与剂量相关,极少数人会出现癫痫等严重神经系统并发症。⑦心脏毒性。有报道显示他克莫司可引起 Q-T 间期延长和诱发心律失常。⑧感染和恶性肿瘤。免疫抑制剂可引起自身免疫力下降,感染和恶性肿瘤的发生率会增加。⑨血栓栓塞。环孢素 A 可增加血小板聚集,增强凝血因子 VII 的活化,促进促凝血酶原激酶的产生,降低前列环素的产生,因此使用环孢素 A 的肾移植患者血栓栓塞的发生率增高。⑩高尿酸血症和痛风。CNI 可引起肾脏尿酸清除率降低,导致痛风,特别与利尿剂合用时更容易发生。

(3)环磷酰胺

主要副作用为骨髓抑制、肝损害,并可出现性腺抑制、脱发、胃肠道反应及出血性膀胱炎、致癌等。

(4)霉酚酸酯

霉酚酸酯的不良反应包括胃肠道反应,服用霉酚酸酯的患者易出现恶心、呕吐、腹泻及腹胀等反应,偶见出现食管炎、胃炎甚至消化道出血。使用霉酚酸酯还可能出现白细胞减少、贫血及血小板减少，严重者出现严重贫血。上述副作用在减少剂量或停药后可缓解。

（5）硫唑嘌呤

硫唑嘌呤一般耐受性良好。硫唑嘌呤不良反应主要为骨髓抑制、脱发和肝损害，而骨髓抑制会增加感染风险。当抑制骨髓引起外周血白细胞计数低下且剂量调整仍不能纠正，则需要更换其他类型的免疫抑制剂。较少见的不良反应包括胃肠道反应、巨细胞性贫血和恶性肿瘤发病率增高。由于对胎儿有损害，孕妇禁用。

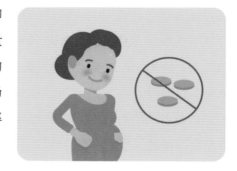

（6）来氟米特

来氟米特的主要不良反应为胃肠道反应、变态反应、骨髓抑制、肝功能损害等，既往有肝病特别是乙肝或丙肝的患者需慎用。应用来氟米特期间不应使用活疫苗，妊娠及哺乳妇女禁忌使用。

（7）咪唑立宾

其药物主要不良反应包括食欲减退、腹痛等消化道症状；皮疹等过敏症状；血液系统损害包括白细胞血小板减少等；孕妇及拟妊娠的妇女禁用。

（8）雷帕霉素

雷帕霉素和环孢素 A 联用可导致移植肾肾小球滤过率进一步下降，血肌酐升高；具有肾小管毒性，可能发生低钾或低钠血症；可导致高胆固醇血症；还可以引起骨髓抑制，造成血小板及白细胞减少；随着雷帕霉素使用剂量的增大，微血栓、皮肤溃疡、伤口愈合延迟等发生率增高。

（9）蛋白类免疫抑制剂

此类主要包括单克隆及多克隆抗体，如抗 CD3 单克隆抗体、利妥昔单抗、多克隆抗体 ATG 等。其主要不良反应包括发热畏寒、肾毒性、神经系统并发症及感染风险增加、骨髓抑制等。

74 如何预防免疫抑制剂的副作用？

有些肾脏病如肾病综合征或者快速进展性肾炎患者往往需要口服激素，或者联合应用其他免疫抑制剂，所用的免疫抑制剂类型和剂量也不同，因此发生的副作用也会存在差异，下面谈谈如何预防免疫抑制剂的副作用。

1）放松心情，解除紧张、焦虑、抑郁情绪。这一点我们也能从日常生活中感觉得到，就是当我们身体或心理疲倦的时候，感冒、疱疹等疾病也会容易发生。可以经常练习一些放松的技巧，如有氧运动、全身肌肉渐次放松等，缓解压力，增强免疫功能。

2）保持积极的心态，乐观对待疾病和生活。免疫系统会受到思想和感觉的暗示，消极、情绪低落的人对病毒的抵抗力比乐观的同龄人弱得多。良好的心态可以提高自身免疫力，促进身体康复。

3）多和家人、朋友、同事在一起。和他们在一起时，由于感受到关爱、温暖、友情和社会认同，人的免疫系统会处于良好的状态。和朋友、家人、同事相处时间越长的人感冒的几率越小。不过，尽量少接触感冒的家人、朋友或同事，避免飞沫传播，传染疾病。

4）适当且有规律地运动。有研究表明，每天坚持适度的身体锻炼能够增强身体免疫力，减小感染的概率，而且可以改善我们的心情和胃口。

5）养成良好的个人卫生习惯。保持口腔、皮肤卫生有利于维持黏膜和皮肤的完整性，抵抗细菌的入侵。因此应养成饭前、便后洗手的习惯。

6）养成良好的生活习惯。生活要有规律，早睡早起，按时作息，保证优质睡眠，不吸烟、不喝酒。

7）健康合理饮食。肾脏病患者既要控制饮食，又要营养均衡，过于忌口会造成营养不良，得不偿失。也不要总是吃某些特定食物，这样容易造成营养不

掌心相对，手指并拢，相互揉搓。

 手心对手背沿指缝相互揉搓，交替进行。

 掌心相对，双手交叉指缝相互揉搓。

 弯曲手指使指关节在另一手掌心旋转揉搓，交替进行。

 一手握住另一手大拇指旋转揉搓，交替进行。

 将五个手指尖并拢放在另一手掌心旋转揉搓，交替进行。

 螺旋式擦洗手腕，交替进行。

均衡，所以饮食要多样化。同时，每日也要适当吃一些蔬菜和水果。另外，因为激素大多数不良反应与饮食有关，故在应用激素，尤其是激素冲击治疗时，应该控制饮食，不宜暴饮暴食。

8）患有其他疾病时，要及时诊治。如有智齿冠周炎、口腔溃疡、皮肤脓疱、肛瘘、肛周脓肿等，不要硬撑、强熬、拖着，应及时到专科就诊，消除隐患。

9）如果在服用免疫抑制剂期间发生感冒发热，尤其是体温高于38.5℃的时候，请即刻就诊，早期治疗。

10）激素顿服的患者服药时间应在早上8点前，饭后服用，以尽可能符合皮质激素的生理分泌规律并减少对胃肠道的刺激。在撤药时，采取逐渐减量的方式，以使自身的皮质功能得以逐渐恢复。

11）患者特别是老年患者在长期服用激素时，应常规补充钙剂和活性维生素D，以防止骨质疏松及股骨头坏死。随访检查时老年人应注意高血压和骨质疏松的检查，小儿应定期监测生长和发育情况等。

12）患者在服用免疫抑制剂过程中，应严格执行医嘱，定期与医生联系并到医院复查，以便预防或及早发现不良反应。定期监测血药浓度来调整药量，切忌自行停药或减量；复查肝肾功能，谨慎使用其他有肝、肾毒性的药物；复查血常规，及早发现骨髓抑制，及时处理；复查相关免疫力指标，如免疫球蛋白、血白蛋白、血淋巴细胞数目、CD4/CD8 比例等，根据情况复查血压、血糖、血脂等。

常常有患者担心免疫抑制剂的副作用，不想吃，要求医生换其他方案治疗。其实，所有不良反应并不是每个患者都会发生，只要遵医嘱，按时按剂量服药，定期复查，有的不良反应发生率并不高。而且，医生会根据每个患者的实际情况，制定最优的治疗方案，减少副作用的发生。所以患者要相信自己的医生，积极配合治疗，这样才能更好更快地康复。

75　服用免疫抑制剂期间该注意什么？

（1）糖皮质激素注意事项

1）服药时间。服用激素最佳时间应在早晨 7～8 点给药一次或隔日早晨给药一次，这样可以减少肾上腺皮质功能下降甚至皮质萎缩的不良后果。

2）使用糖皮质激素应遵循"起始足量、缓慢减量、长期维持"的原则。①起始剂量要足：泼尼松（每天 1.0 mg/kg）顿服（最大剂量 60 mg/d），连用 8 周，部分患者可根据情况延长至 12 周。②缓慢减量：每 2～3 周减去原用量的 10%；当减至 20 mg/d 左右时病情易复发，需要注意观察，并尽量避免感冒、劳累等诱因，对已多次复发患者，可以延缓药物减量速度或加用免疫抑制剂。③小剂量维持治疗：最后以最小有效剂量（10 mg/d）至少维持治疗 6 个月。

3）激素减量应在严密观察病情与激素反应的前提下进行调整，切不可骤然自行停药，如实在需要调整剂量，需在医生指导下进行。

4）对于糖皮质激素敏感的患者，应力争达到完全缓解；对于糖皮质激素减量过程中复发的患者，需排除可能诱因，重新给予一个有效剂量诱导缓解，然后缓慢减量；对于糖皮质激素抵抗、依赖及频繁复发的患者，则应及时联合免疫抑制剂；对于单用糖皮质激素疗效差的病理类型（如 MN 等），应在开始治疗时即联合免疫抑制剂以改善患者远期预后；对于治疗效果不理想的病理类型（如 MPGN 等），或年老体弱的患者，治疗目标应以延缓肾损害进展为主，不宜盲目追求临床缓解，避免过度免疫抑制治疗。

5）使用糖皮质激素治疗肾脏病过程中治疗效果欠佳原因很多，应结合具体情况分析。常需考虑因素包括：肝功能异常患者不应该选用可的松、泼尼松等需要肝脏活化的类型；存在影响糖皮质激素疗效的并发症，如感染等；肾病综合征重度水肿患者胃肠道吸收消化功能减退，口服糖皮质激素生物利用度降低，此时应该改为静脉制剂以确保疗效等。

6）用药期间注意观察糖皮质激素的副作用。激素引起的不良反应与用药品种、剂量、疗程、剂型及用法等明显相关，在使用中应密切监测不良反应。当出现不良反应症状时，应及时诊治，必要时调整激素治疗方案。

（2）烷化剂使用期间注意事项

烷化剂主要不良反应包括骨髓抑制、肝损害、出血性膀胱炎、胃肠道反应、感染脱发及性腺损害，甚至致癌等。骨髓抑制常见且呈现剂量依赖性，多在静脉冲击治疗后 7～14 d 发生，常规在用药前、用药后应监测血常规和肝功能，有助于及时发现和治疗骨髓抑制及肝损害。出血性膀胱炎及移行上皮癌是环磷酰胺治疗的严重并发症，目前认为与其毒性代谢产物丙烯醛有关，因此使用环磷酰胺当天多饮水、充分水化，可减少出血性膀胱炎的发生，治疗期间应监测尿常规。治疗期间或停药后任何新出现的非肾小球源性血尿应行膀胱镜检查以排除膀胱肿瘤。性腺损害常与 CTX 累积剂量相关，应计算其累积剂量，尽量避免超量用药。

（3）钙调神经蛋白抑制剂使用注意事项

钙调神经蛋白抑制剂 (CNI) 主要包括环孢素和他克莫司，有效治疗浓度范围较小，密切监测其血药浓度对于防治其毒副作用极其重要，因此用药期间需要定期检测血药浓度，根据浓度调整用药剂量。

用药期间注意监测药物不良反应。需注意到环孢素长期使用可导致肾小管萎缩、肾间质纤维化和肾小动脉硬化的风险，因此对于治疗前已有血肌酐升高，或肾活检有明显肾间质小管病变者应慎用。使用钙调神经蛋白抑制剂患者每次复诊需要检查血压、肝肾功能、血糖、血药浓度、尿酸等指标，当出现指标异常或感染等不良反应症状时，应及时诊治，必要时调整药物治疗方案。

（4）吗替麦考酚酯使用期间注意事项

用药期间注意监测药物不良反应。吗替麦考酚酯的胃肠道副作用较常见且呈剂量依赖性，包括恶心、呕吐、腹痛等，减少剂量、分次服用或停药后可缓解；其他不良反应包括感染、骨髓抑制、肝损害等，如出现相应症状或复查血常规肝功能指标异常，应及时诊治。

（5）硫唑嘌呤使用期间注意事项

硫唑嘌呤一般耐受性较好，副作用包括胃肠道反应、骨髓抑制等，这些副作用为剂量依赖性，减量或停药可恢复。治疗期间应定期监测血常规和肝功能，如白细胞小于 3×10^9/L 则应该停药。硫唑嘌呤不应与烷化剂合用，否则可能增加血液系统严重副作用及恶性肿瘤发生的危险。

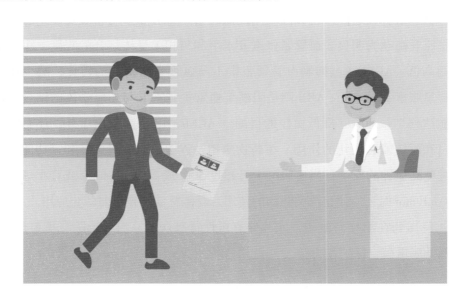

降压药物

76　常用的降压药有哪些？

目前医生用于治疗慢性肾脏病患者高血压的常用降压药有 5 类，包括血管紧张素转换酶抑制剂 / 血管紧张素 Ⅱ 型受体（AT1）拮抗剂（ACEI/ARB）、钙离子拮抗剂（CCB）、β–受体阻滞剂（BB）、利尿剂和 α–受体阻滞剂。我国慢性肾脏病患者降压药物中，使用钙离子拮抗剂（CCB）者占 77.6%，ARB 占 52.9%，ACEI 占 24.0%，使用 ACEI/ARB 药物者最为常见；β–受体阻滞剂的使用占 24.0%。

（1）ACEI/ARB

这类药主要作用于肾素 – 血管紧张素系统，血管紧张素 Ⅱ 通过与相关受体结合，引起血管收缩和血压升高，因此血管紧张素 Ⅱ 越多与相关受体结合的越多，血压升高越为明显。血管紧张素 Ⅱ 水平和与相关受体结合的程度，决定了血压的高低。ACEI 通过抑制血管紧张素 Ⅰ 向血管紧张素 Ⅱ 的转化，减少血液中血管紧张素 Ⅱ 的水平；ARB 则是阻断了血管紧张素 Ⅱ 与相应受体的结合，两者均能达到扩张血管，降低血压的目的。ACEI/ARB 除降低血压外，还有降低尿蛋白和延缓器官硬化的作用。在药物应用过程中，应监测血钾和肾功能的变化，避免高血钾的发生；当血肌酐上升超过 50% 或 ≥ 354 μmol/L 或肾小球滤过率 <30 mL/min 时，应停止该类药物的使用，双侧肾动脉狭窄时禁止应用。ACEI/ARB 类降压药在治疗高血压，尤其伴有慢性肾脏病的高血压，除降低血压外，也会降低尿蛋白，保护肾功能。

（2）CCB

这类药主要是阻断钙离子向细胞内流动，进而阻止了血管平滑肌的收缩，扩张小动脉，发挥降低血压的作用。该类降压药通过有效快速的降压，可更好地保护心脑肾功能，治疗中既不影响肾小球滤过率，也不被肾功能的下降所影响，在慢性肾脏病的各期，特别在肾功能衰竭时，仍能安全有效地控制血压，但在降低尿蛋白上效果不明显。CCB 的降压作用可靠而稳定，是我国使用最广泛的降压药之一。CCB 在微血管（由微动脉、毛细血管网和微静脉组成，血液从微动脉流入毛细血管网，经微静脉流出）中主要是扩张微动脉，不扩张微静脉，使血液留滞在毛细血管网内引起静水压升高，带来组织水肿，这是该类药物常见的副作用。CCB 类降压药可以单独或与 ACEI/ARB 类降压药联合，用于慢性肾脏病患者的降压治疗。

（3）利尿剂

常用的利尿剂包括噻嗪类利尿剂、襻利尿剂和醛固酮受体拮抗剂。噻嗪类利尿剂和襻利尿剂通过抑制肾小管对钠和水的再吸收，增加尿量的排泄，降低血容量；也能使血管内皮细胞对升血压激素的敏感性下降，达到降低血压的目的。醛固酮受体拮抗剂阻止醛固酮与肾小管上相关受体的结合，抑制醛固酮对肾小管排钾和吸收钠的作用，减少了钠和水再吸收，降低血容量，达到降压的目的。利尿剂是慢性肾脏病患者降压治疗的基础药物，常与 ACEI/ARB 联合，达到更好的降压效果。在应用该类降压药时，应注意，当肾小球滤过率 < 30 mL/min 时，噻嗪类利尿剂常无效，应改用襻利尿剂。利尿剂用于降压治疗时，要小剂量应用，警惕利尿或降压幅度过快导致血容量不足，出现低血压或肾小球滤过率下降；此类利尿剂又称排钾利尿剂，使用中应注意避免低血钾和其他电解质紊乱。醛固酮受体拮抗剂又称保钾利尿剂，容易发生高钾血症，在慢性肾衰竭时更易出现。临床上多与排钾利尿剂联合应用，以避免低钾血症的发生。该类药很少单独用于降压治疗，使用时需要警惕高钾血症，尤其是肾功能明显损害患者应十分慎重，当与 ACEI/ARB 联合应用时，应警惕高钾血症的发生。

（4）β 受体阻滞剂

为抗交感神经兴奋的药物，包括非选择性 β 受体阻滞剂、选择性 β 受体阻滞剂和具有 α 受体阻滞作用的 β 受体阻滞剂。β 受体主要分为 1 型和 2 型，1 型主要在心脏，与心率加快相关；2 型存在于支气管平滑肌上，与维持支气管平滑肌松弛有关，当被抑制时会引起支气管痉挛，诱发哮喘。β 受体阻滞剂通过阻断去甲肾上腺素与交感神经的 β 受体结合，抑制交感神经兴奋，减缓心率、增强心脏收缩，达到降低高血压的目的。最早期的 β 受体阻滞剂是非选择性，可同时抑制 1 型和 2 型 β 受体，故易诱发支气管哮喘的发作。第二代为选择性 β 受体阻滞剂，仅抑制 1 型受体，故只影响心脏，减慢心率，但降压作用不强，且易引起心动过缓。第三代为具有 α 受体阻滞作用的 β 受体阻滞剂，除具备减慢心率，加强心脏收缩外，还通过抑制 α 受体而扩张小动脉，因此具有更好的降低血压的作用。同时对肾脏也有更多的影响，如除 β 受体阻滞剂共有的抑制肾脏内的血管紧张素 II 和增加肾小球滤过率外，还能抑制肾小管对钠和水的再吸收，减少血容量，达到降低血压和保护肾脏的作用。β 受体阻滞剂可安全地用于慢性肾脏病的全过程，是慢性肾脏病患者降压的二线联合治疗药物。

（5）α 受体阻滞剂

也是抗交感神经兴奋药物，主要抑制动脉平滑肌细胞上的 α 受体，阻断去甲肾上腺素与该受体的结合，抑制了小动脉的收缩，发挥降低血压的作用。在应用该类药物治疗时，应注意首次服用时要减量，防止发生晕厥，最好晚上服用，保证安全，当机体适应后，再按需要调整剂量。同时此类药物也易引起水肿，原因是扩张小动脉所致。目前的长效 α 受体阻滞剂已明显提高了安全性。一般 α 受体阻滞剂不作为慢性肾脏病患者首选的降压药，仅仅用于难治性高血压的联合治疗。

77 降压药什么时间服用比较好?

在选择降压药服用时间前,应了解高血压的波动特点。血压起伏受清醒、睡眠、情绪、活动、神经系统兴奋性和激素水平变化等因素影响,一般表现为晨起时血压上升,中午达高峰,晚上逐渐下降,至凌晨降至最低,继之再次上升。一昼夜血压波动可以形象地比喻为"一把勺子",称为"勺型"血压。正常血压标准是白天血压低于 140/90 mmHg,夜间低于 120/70 mmHg。根据夜间血压波动特点,可以将高血压分 3 种类型:勺型高血压、非勺型高血压和反勺型高血压。勺型高血压是指白天血压高于 140/90 mmHg,夜间血压较白天血压下降 10% 或以上;非勺型高血压是指除白天血压升高外,夜间血压较白天血压下降小于 10%;反勺型高血压是指夜间血压较白天血压不降反升。

慢性肾脏病患者的高血压不仅发病率高,而且常常表现为非勺型或反勺型高血压,即夜间高血压。慢性肾脏病患者非勺型和反勺型高血压发生率占肾性高血压的 63.9%,是肾性高血压的主要形式。夜间血压升高与白天血压升高比较,对患者有更大的危害,心脑血管并发症更多、肾脏病进展更快、死亡率更高。

首先了解自身的高血压类型,根据类型制定治疗方法。一般情况下选择晨起服降压药且多为长效降压药,服药期间监测全天血压变化。如果午后血压逐渐升高,应在傍晚加服一次,即每日 2 次服用降压药;如果次日晨起(服药前)血压升高,可能为非勺型或反勺型高血压,则应在晚上或睡前加强降压治疗。药物的降压疗效多数在 2 ~ 4 周显现,如果此时仍未达到降压目标,需由医生决定调整治疗方案,切不可过早私自调整治疗药物。

78 血压正常为什么也要服用降压药？

降压药一般是用于治疗高血压，当然血压不高是不需要应用降压药的，但有些情况还是要用降压药，此时药物不是用来降血压，而是另有治疗目的，最有代表性的药物是 ACEI 和 ARB 类降压药。

我们的身体中有一个内分泌系统可分泌与血压升高有关的激素，即肾素 – 血管紧张素系统（RAS 系统）。这个系统有两种存在形式：系统的 RAS 和局部的 RAS。系统 RAS 的作用与血压升高有关，这是我们降血压治疗的目标；而局部 RAS 则与所在器官的功能和形态有关。比如当肾脏患病时可能会引起肾脏内的 RAS 加强活动，在肾脏内产生大量的血管紧张素 Ⅱ，这些激素不是直接带来高血压，而是导致尿蛋白的产生和肾脏的硬化，促进慢性肾脏病的进展。最典型的疾病是糖尿病肾病。糖尿病时患者肾脏内的 RAS 系统活性增强，产生大量的血管紧张素 Ⅱ，当与相关的受体结合后，就会带来对肾小球的损伤，出现蛋白尿和肾小球的硬化，即糖尿病肾病。血管紧张素 Ⅱ 的产生与血管紧张素转换酶有关，当应用血管紧张素转换酶抑制剂（ACEI）时，血管紧张素转换酶受到抑制，产生的血管紧张素 Ⅱ 减少，进而抑制了尿蛋白的产生和肾小球功能的损害；血管紧张素 Ⅱ 的作用必须通过与相关受体结合才能发挥作用，导致肾脏损伤。血管紧张素 Ⅱ 受体拮抗剂（ARB）能够阻断血管紧张素 Ⅱ 与相关受体的结合，阻断了血管紧张素 Ⅱ 引起尿蛋白和肾小球损害的作用。ACEI/ARB 的这一作用与降低血压无关。此类的作用也可见于其他表现为蛋白尿的肾小球疾病，如 IgA 肾病、膜性肾病等。此时，应用的 ACEI/ARB 类降压药，不是用于降低血压，而是治疗蛋白尿，延缓肾脏病的进展。

在用于伴有蛋白尿的无高血压慢性肾脏病患者时，应注意低血压的发生。为避免血压降得过低，通常采用"滴定"疗法，先给予患者半量的 ACEI 或 ARB，两周后血压无明显下降时，再将药物剂量提升至全剂量，如果血压仍在安全范围内（≥ 120/70 mmHg），则将药物翻倍，达到双倍剂量，此时就是治疗尿蛋白的剂量了。如氯沙坦（50 mg/ 片），滴定方法是：25 → 50 → 100 mg/d。许多大型临床循证研究表明，ACEI/ARB 类降压药在降低慢性肾脏病尿蛋白和保护肾功能上有很好的疗效，双倍剂量的药物疗效更佳，在糖尿病肾病的防止方面尤为突出。在应用于无高血压的患者时应注意对血压的影响，同时应注意高血钾的发生，慢性肾脏病 4 期时应禁止使用。

79　用了几种降压药为什么血压还是控制不住？

伴有慢性肾脏病的高血压常常是难以控制的高血压，这与肾脏功能损伤后带来的容量负荷增多，RAS 系统和交感神经系统活性增强等有关。经降压治疗血压仍然控制不住的原因复杂，包括难治性高血压、降压方法不当、饮食和生活方式存在问题及慢性肾脏病进展等。

（1）难治性高血压

在改善生活方式基础上，应用了足够剂量且合理的 3 种降压药物（其中包括利尿剂）后，血压仍在目标水平之上，或至少需要 4 种药物才能使血压达标时，称为难治性高血压或顽固性高血压，约占高血压患者的 15% ~ 20%。常见原因包括：饮食及生活方式不合理，如盐摄入过多，烟酒未加控制，超重或肥胖及焦虑；慢性肾脏病加重等。处理方法：忌烟酒、减轻体重、抗焦虑，尤其严格限盐（摄盐 <3 000 mg/d）。调整用药方案：因此时已应用了 ACEI/ARB、CCB 及利尿剂等降压药，故可增加 β 受体阻滞剂或螺内酯，但需防止高钾血症的发生；或加用 α 受体阻滞剂，如特拉唑秦；调整已服用的同类其他降压药剂量；仍无效则需由心血管专科医生进一步治疗。

（2）降压方法不当

高血压发生的机制不同，不同种类降压药的降压机制也不同，因此在治疗重度高血压或难治性高血压时，应选择不同种类的降压药联合应用，从多个角度联合降压治疗。如果选择了同一种类的降压药，即使两种甚或多种药物，也是以偏概全，不能达到降压目标，且存在药物不良反应的风险。通常对于慢性肾脏病患者，降压药物的最佳选择是 ACEI 或 ARB 联合 CCB，也可联合利尿剂；如果降压未达标，可在处方许可条件下将药物加量，或再加用第 4 种降压药，如 β 受体阻断剂或醛固酮受体拮抗剂（螺内酯）等。

（3）饮食及生活方式不良

高盐饮食会增加饮水，增加血容量；也可以使血管对血管紧张素 II 等促进血管收缩的激素增加敏感性，促进血管收缩，导致血压升高。此外，饮酒和吸烟均可使交感神经兴奋，促进血管收缩，导致血压升高。身体超重或肥胖，会改变自身的神经 - 内分泌系统，引起血压升高。精神紧张或焦虑同样会改变神经 - 内分泌的功能，促使血压升高。当这些影响血压的因素存在时，降压治疗常常不能达到目标。因此，饮食合理及健康生活方式是药物降压治疗的基础和达标的保障。如果应用了几种降压药仍不能达到降压目标时，应注意上述因素，并改变饮食结构和生活方式。应注意低盐饮食（<3 000 mg/d），限制饮酒和忌烟；减轻体重，每天运动 45 min，每周活动 5 d；平和心态，尽快扭转不良情绪，保证睡眠质量。

（4）慢性肾脏病进展

慢性肾脏病患者高血压发生率高达 70% 左右，且随着病情的进展高血压越发难治。在慢性肾脏病患者尿蛋白增多、水肿加重或肾功能进行性下降时，降压治疗的效果会较之前下降。所以，应该积极调整对慢性肾脏病的治疗，降低蛋白尿、减轻水肿、纠正电解质紊乱、控制肾功能损害的进展，并调整降压药物的治疗。

80　血压正常可以停用降压药吗？

慢性肾脏病患者的高血压是肾脏功能受损的结果，慢性肾脏病的病变一般不会完全逆转。因此，高血压将伴随慢性肾脏病的全程，且随着病情的进展逐渐加重。高血压是慢性肾脏病进展的重要促进因素，也是心脑血管并发症和死亡的重要原因，因此持续、稳定、有效地控制血压非常重要。在降压治疗期间出现血压正常时应注意几种情况。

1）测血压的时间与方法不当。如经过降压治疗后，下午测血压正常便认为血压已控制，但如果测量清晨血压有可能升高，形成所谓的"隐匿性"高血压，导致对血压的误判。这种高血压正是慢性肾脏病患者常见的类型，即非勺型或反勺型高血压，对患者有着更为不良的影响。此时不但不能停用降压药，还应进一步调整用药方法，以达到24 h平稳降压。

2）经过降压治疗后血压的确已降至正常，但血压的正常是在降压药的控制下，因此停药后血压即可升高，恢复到治疗前的高血压状态。这种情况下应坚持继续服用降压药，只是根据血压的变化，调整降压药物的应用。

3）血压的变化也会受到季节的影响，通常秋冬季血压升高，春夏季可有所下降。冬季天气寒冷，身体出于保温减少出汗、血管收缩、摄入饮食过多（包括盐），血压可能升高；夏季天气炎热，身体出于散热增加出汗、血管扩张、摄入饮食减少，血压可能下降，此时慢性肾脏病患者高血压的主要原因并没有消失。所以在规律的降压治疗过程中，随着季节的变化，血压趋向正常，此时可酌情减量用药，不应停药，并随着气候转凉，血压的升高，再调整用药，保持血压控制的持续和平稳。

促红素与铁剂

81 贫血一定要输血吗？

（1）什么是贫血？

世界卫生组织（WHO）推荐，居住于海平面水平地区的成年人，男性血红蛋白 < 130 g/L，非妊娠女性血红蛋白 < 120 g/L，妊娠女性 < 110 g/L，即可诊断为贫血。贫血是慢性肾脏病（CKD）患者最常见的并发症之一。在中国的 CKD 患者中，50% 以上的患者都合并贫血，肾功能越差的患者贫血的发生率也越高。贫血给 CKD 患者带来严重的危害，降低患者的生活质量，增加患者心血管疾病及死亡风险，并且会进一步导致患者肾功能的下降。所以，CKD 患者应积极治疗贫血。

（2）CKD 患者发生贫血的原因是什么？

促红细胞生成素（EPO）是人体内红细胞生成过程中所必须的调节激素，这种激素 85% 是在肾脏产生的，所以当肾功能不全时 EPO 的产生就会减少导致贫血发生。其次，CKD 患者因肾脏排泄代谢产物的能力降低，血液中蓄积的一些毒性物质会干扰红细胞生成并缩短红细胞的寿命也会引起贫血。另外，CKD 患者因食欲差、胃肠功能紊乱和凝血功能异常，导致体内叶酸、维生素 B_{12} 缺乏及各种原因的失血等也是贫血发生的重要原因。因此，纠正这些病因是 CKD 患者贫血治疗的关键。

（3）CKD 患者出现贫血就一定要输血治疗吗？

严重贫血时，红细胞明显减少，含氧血红蛋白不足，会出现一系列贫血的症状，如乏力、头晕、心悸等，甚至加重心肌缺氧和心力衰竭，因此输血可以补充红细胞，增加血红蛋白含量，从而改善症状。但 CKD 患者贫血的主要原因是 EPO 的产生不足和体内铁缺乏所导致的慢性贫血，而输血仅仅是"救急不救穷"的方法。输血治疗本身还可能会给患者带来额外的伤害，输血不慎可能增加感染的机会，如病毒性肝炎、艾滋病等；也可发生输血反应，如发热、过敏反应、溶血反应、甚至肺水肿等，危及生命；同时还可能增加心脏负担，诱发心力衰竭。特别是对于 CKD 患者来说，血库保存时间长的血液，钾浓度会明显增高，输注后有发生高钾血症的风险；反复多次的输血会导致患者体内出现大量抗体，当患者进行肾脏移植时，极易对移植进来的肾脏发生免疫反应，导致急性排异从而使移植失败。因此，对 CKD 患者出现贫血时，在病情允许的情况下应尽量避免输血，以减少输血可能带来的副作用；对适合肾移植的患者，在病情允许的情况下更应避免输血，以减少发生同种致敏的肾移植排异及配型失败的风险。

（4）CKD 患者贫血时何时需要输血治疗？

CKD 患者贫血的治疗，首先应该明确针对患者贫血的原因给予综合的治疗。补充外源性的 EPO、促进内源性 EPO 产生的低氧诱导因子脯氨酰羟化酶抑制剂（HIF-PHI）和口服、静脉输注铁剂纠正铁缺乏是 CKD 患者慢性贫血治疗的关键，同时还要积极寻找和治疗可能导致或加重贫血的其他因素，如缺乏叶酸、存在感染、炎症、铝中毒、甲状旁腺功能亢进症、慢性失血等。而输血治疗更多用于严重贫血和出现急性临床症状，需要快速纠正贫血来稳定患者全身情况时。特别要指出的是，目前对于慢性贫血的患者判断是否需要输血治疗的血红蛋白阈值一般为 <60 g/L，但必须要结合患者有无贫血导致的缺氧症状而不能只依靠血红蛋白阈值来判断。对于年龄 >65 岁，合并有心血管或呼吸系统疾病的高危患者，可将输血的血红蛋白阈值放宽到 80 g/L。

总之，纠正贫血是改善 CKD 患者生活质量，延缓肾功能进展、降低心血管疾病发生，从而提高患者生存率的重要治疗。EPO、HIF-PHI 和铁剂的补充是最主要的治疗手段。CKD 患者进行输血治疗必须严格把握适应证，并判断输血治疗的利弊，谨慎选择输血，避免输血并发症的发生。

82 什么是促红细胞生成素？

促红细胞生成素（EPO），简称促红素，又称红细胞刺激因子（ESA）。根据来源，EPO 分为内源性和外源性。

内源性 EPO 的 85% 由肾脏产生，主要由近端肾小管上皮细胞、肾小管周围成纤维细胞和毛细管内皮细胞产生，也可由肝细胞、巨噬细胞及有核红细胞产生。内源性 EPO 包括多肽和糖链两个部分，由二硫键连接形成 4 个稳定的 α 螺旋结构，维持生物活性。其产生由组织的氧合状态调节，缺氧是其最强的诱导。EPO 的生理功能主要是与骨髓红系祖细胞的表面受体结合，促进骨髓内红系定向干细胞分化为红系母细胞、有核红细胞合成血红蛋白及骨髓内网织红细胞和红细胞的释放。

外源性 EPO 在 1988 年上市，迄今已广泛用于临床。外源性 EPO 的分子由166 个氨基酸残基的多肽和多糖组成，分子量为 18 235Da。不同类型 EPO 的氨基酸多肽是一致的，这是维持促红细胞生成素生物活性所必须的空间构象。根据多糖部分的差异（唾液酸不同），EPO 分为 α 和 β。外源性与内源性 EPO 的区别也在于多糖部分的差异。

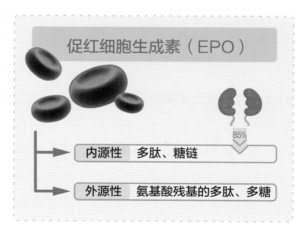

EPO 可用于以下疾病的治疗。

（1）肾功能不全所致的贫血、获得性免疫缺陷综合征本身所致贫血或因治疗引起的贫血、恶性肿瘤伴发的贫血、风湿病引起的贫血及类风湿关节炎及严重的寄生虫病患者的慢性贫血、镰刀状红细胞性贫血等。

（2）用于为择期手术储存自体血而反复采血的患者。

（3）用于非骨髓恶性肿瘤应用化疗引起的贫血。

使用 EPO 时，对 EPO、人白蛋白或哺乳动物细胞衍生物过敏的患者，血液透析难以控制的高血压患者要谨慎，孕妇及哺乳期妇女禁用，使用过程中还需要注意避免不良反应。一般情况下，EPO 的不良反应轻，耐受性好，应用较安全；有时可能引起血压升高，偶可诱发脑血管意外或癫痫发作。

为了避免不良反应，使用时应注意以下情况：①在治疗初始前，应提高患者的铁储存，转铁蛋白饱和度至少应为 20%，血清铁蛋白至少 100 mg/mL。②对于有潜在感染、叶酸或维生素 B12 缺乏、隐性失血、溶血性疾病、甲状旁腺功能增高、卟啉病等患者，需要积极治疗原发病。

总体来说，EPO 是一类广泛用于治疗多种原因引起的贫血、特别是用于治疗肾功能不全合并的贫血的药物，使用安全有效。

83　如何选择促红细胞生成素？

（1）促红细胞生成素都有哪几种？

目前应用于临床的促红细胞生成素（EPO）均为重组人促红细胞生成素，分为两种类型：α 型和 β 型。在临床上广泛应用的促红细胞生成素多为 α 型。两种类型在临床应用效果上无显著性差异。促红细胞生成素的合理应用能有效纠正慢性肾脏病患者的贫血，减少慢性肾脏病患者心血管合并症的发生，提高患者的生活质量。

（2）什么时候开始应用促红细胞生成素？

无论透析还是非透析的慢性肾脏病患者，若间隔两周以上连续两次的血红蛋白检测值均低于 100 g/L，并除外其他可能导致贫血的病因时，均应开始应用促红素治疗贫血。

（3）补充促红细胞生成素，静脉注射好还是皮下注射好？

促红素使用时，静脉给药或皮下给药两种给药途径均可，但一般都用皮下给药。因为促红素的疗效与体内药物的峰浓度无关，与其在体内的有效血浓度维持的时间有关，皮下注射时药物的峰浓度虽仅为静脉注射给药的 1/10，但是药物半衰期却显著延长（静脉给药为 4～13 h，皮下注射给药为 24 h），所以皮下注射时促红素在体内的有效血浓度维持的时间要明显长于静脉注射，所以相同剂量的促红素皮下注射给药能发挥最大疗效。有研究显示，在达到同样的血红蛋白数值时，皮下注射比静脉注射给药减少用量约 1/4～1/3，可以显著节省治疗费用。所以对于大多数患者来讲，首先推荐皮下注射给药。由于血液透析患者存在有血管通路，静脉给药比较方便，且可以减少皮下注射带来的疼痛感，增加患者的依从性，也可以选择每次血液透析时静脉给药。对于腹膜透析的患者，腹腔给药生物利用度很低，且腹腔给药会增加感染的风险，所以不推荐腹腔给药，推荐皮下注射给药。

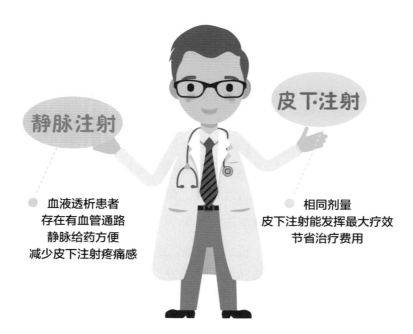

（4）补充促红细胞生成素，单次给大剂量好还是分次给小剂量好？

促红素的给药剂量是按照每周每千克体重来计算的，比如一个 90 kg 体重的患者，每周需给促红素 9 000 U。根据目前临床常用的促红素的剂型有 3 000 U/ 支、4 000 U/ 支和 10 000 U/ 支的，我们是选择每周给 1 次 10 000 U 疗效好呢还是每周给 3 次 3 000 U 疗效好？答案是每周给 3 次 3 000 U 的疗效更好，原因是促红素进入体内需要跟促红素受体结合才能发挥作用，如果一次性给予大量的促红素可以造成骨髓的促红素受体饱和，血清中还存有很多不能与促红素受体结合的促红素，而当受体恢复时血清的促红素水平也已经降低了，造成药物的浪费。所以为了获得最好的性价比，推荐促红素应用时应每周分次皮下注射给药，而不是每周单次给大剂量。

84　用促红素时为什么还要补充铁剂？

（1）为什么需要补充铁剂？

血液红细胞中携带氧气进行运输的主要是血红蛋白。血红蛋白含有四条链，包括两条 α 链和两条 β 链，每一条链都包含一个 2 价铁原子的血红素。这个 2 价铁原子能与氧气发生可逆结合，从而携带氧气在血液中运输。因此，铁是红细胞的重要成分，也是合成红细胞的重要 "原料"。

促红素的作用包括促进红细胞前体细胞的分化成熟和促进网织红细胞的成熟及释放，从而促进红细胞的生成。随着慢性肾脏病患者的病情进展，肾脏分泌的促红素逐渐减少，患者可以表现出红细胞数量的减少和贫血。这个时候通过人为的补充促红素，能够促进红细胞的数量增加和改善贫血。但是，患者补充促红素以后，由于红细胞的合成显著增加，作为造血的原料之一，铁的需求也随之显著增加。

此外，慢性肾脏病人患者往往合并铁 "摄入不足" 和 "丢失增多" 的情况。饮食中铁的含量有限，正常成人饮食中元素铁含量约为 15 mg/d，约 10% 可被吸收。而慢性肾脏病患者往往存在胃肠道的铁吸收不良，而尿毒症病人的铁吸收更加减少。慢性肾脏病患者服用的一些药物也会干扰铁的吸收（如碳酸钙，碳酸氢钠等口服药）。这些患者由于血小板功能不良而具有出血倾向，也可能出现胃肠道失血（如大便潜血阳性、消化道出血等）。对于尿毒症接受血液透析治疗的患者，透析管路也是血液丢失的一个重要原因。他们每年由透析丢失的血液累计约 1.5 L，这意味着每天除了由胃肠道正常丢失 1 mg 铁外，每年还要额外丢失 750 mg 铁（约为 2 mg/d）。

由于以上因素，肾性贫血患者一旦开始使用促红素，体内的储存铁会迅速耗竭，患者很快出现铁缺乏。有资料表明，接受促红素治疗而未输血的血液透析患者几乎都存在铁缺乏。如果不能很快补充铁剂，就可能出现对促红素治疗的反应不佳。也有患者经过足量的促红素治疗 4～6 个月后，贫血仍然没有得到改善，主要的原因之一就是体内的铁缺乏。另一方面，如果充分补充铁剂的话，不但能提高促红素的疗效，而且能减少 30%～40% 促红素的用量。

（2）如何知道你是否存在铁缺乏？

患者是否存在铁缺乏的情况？临床上可以通过检测血清铁蛋白和转铁蛋白饱和度来进行评估。血清铁蛋白可以反映铁储备的常用指标。但是，血清铁蛋白在某些特殊情况下（如炎症、肿瘤及肝脏病等）可能出现非特异性增高，此时血清铁蛋白无法准确反映体内铁储存的状态。反映红细胞利用铁的指标是转铁蛋白饱和度，即血清铁与总铁结合力的比值。如果检测结果显示患者的血清铁蛋白 <100 mg/mL（透析患者 <200 mg/mL）或转铁蛋白饱和度 <20%，即应开始补充铁剂治疗。

患者补充铁剂的量，需要根据血清铁代谢相关指标、血色素结果和所用的 EPO 剂量来综合判断。在补充铁剂前，患者应进行相关指标检测，开始补充铁剂后，每 2～3 个月复查相关指标、待血红蛋白达到目标值后，每 3～6 个月复查相关指标。经过补充铁剂治疗后，患者的铁蛋白保持在 200～500 mg/mL，转铁蛋白饱和度保持在 30%～40% 即为合理水平，如果患者化验显示铁蛋白 >500 mg/mL，应分析原因，并对患者的临床情况进行评估，必要时应先暂停补充铁剂治疗。

（3）补充铁剂，口服好还是静脉注射好？

目前补充铁剂治疗包括口服补充铁剂和静脉补充铁剂两种方法。常用的口服铁剂有琥珀酸亚铁、硫酸亚铁及多糖铁复合物等，静脉铁剂有蔗糖铁、右旋糖酐铁和葡萄糖酸铁等。

口服铁剂的优点是方便和安全，但口服铁剂通过胃肠道吸收，药物的吸收率不高，而 CKD 的口服铁吸收更差，且部分患者胃肠道反应较重。静脉补铁的优点是吸收较好，疗效可靠，是补充铁剂的首选。但需要注意的是，部分静脉铁剂有过敏的风险（如右旋糖酐铁、葡萄糖酸铁等），甚至可能出现威胁生命的严重急性反应，所以使用这类药物前，必须先进行过敏试验。

85　补充铁剂有副作用吗？

对于补充铁剂的患者，需要常规进行铁状态的评估，以更加合理地使用铁剂。

（1）如何补充铁剂？

一般来说，非透析患者且铁缺乏相对较轻患者可采用口服补铁，而透析患者或缺铁明显或口服补铁不能耐受、效果不佳者可采用静脉补铁。

1）口服补铁：每日应予元素铁 200 mg，1 ~ 3 个月后评价铁状态。

2）静脉补铁：①初始治疗阶段：一个疗程的蔗糖铁或右旋糖酐铁的剂量常为 1 000 mg（如 100 mg / 次，每周 3 次）。一个疗程完成后，铁状态尚未达标，可以再重复治疗一个疗程。②维持治疗阶段：当铁状态达标后，给予的剂量和时间间隔应根据患者铁状态、对铁剂的反应、血红蛋白水平、促红素用量、对促红素的反应及近期并发症等情况调整，每周平均需要蔗糖铁或右旋糖酐铁量约为 50 mg。

（2）如何判断铁状况是否达标？

常用两个指标来判断机体的铁负荷状况：一个是转铁蛋白饱和度（TSAT），即血清铁与转铁蛋白结合能力的比值，反应在体内与转铁蛋白结合的、可利用的铁量。TSAT<20% 提示供身体利用的铁相对缺乏。另一个是血清铁蛋白，反映体内储存铁的情况。但 CKD 患者常因慢性炎症的存在，使血清铁蛋白的基础水平偏高，且储存在肝脏里的铁蛋白不易释放出来以供利用，因此诊断绝对铁缺乏时，血清铁蛋白的标准应高于非 CKD 患者。此外，铁蛋白也是急性时相反应蛋白，在炎症状态、肿瘤及肝病等情况下都会升高，此时检测铁蛋白并不能反应体内铁储存状态。

经过铁剂治疗后，铁状态的目标值范围：非透析的 CKD 患者和腹膜透析的 CKD 患者的目标值范围：20% < TSAT<50%，且 100 μg/L < 血清铁蛋白 <500 μg/L。血液透析患者的目标值范围：20%<TSAT<50%，且 200 μg/L< 血清铁蛋白 <500 μg/L。

（3）不同剂型铁剂的不良反应有哪些？

口服铁剂经胃肠道吸收，优点是相对安全和服药方便，缺点是吸收差、胃肠道反应重、患者依从性差。铁剂口服后在胃内释放铁离子，极易对消化道黏膜造成刺激作用，容易出现恶心呕吐、食欲不振及便秘腹痛等消化道反应。为减轻口服铁剂的消化道副作用，口服铁剂多建议在餐后半小时服用。常用口服铁剂包括硫酸亚铁、琥珀酸亚铁、富马酸亚铁和多糖铁复合物，其中多糖铁复合物是铁和多糖合成的复合物，以完整的分子形式存在，在消化道中能以分子形式被吸收，生物利用度高，消化道副作用较轻微。

静脉铁剂经由全身的循环系统，可以迅速分散到全身组织，并被全身各处的网状内皮系统的巨噬细胞摄取，能够快速缓解患者由于铁储备不足出现的各种症状，优点是吸收较好，疗效可靠，没有胃肠道反应，缺点是存在一定的不良反应，最严重的是过敏反应。静脉铁剂的过敏反应与注射铁剂的产品类型有关，过敏反应出现较多的是右旋糖酐铁，其次是葡萄糖酸亚铁，而蔗糖铁安全性好，被认为是最安全的静脉铁剂，使用更为广泛。

因此，为预防过敏反应的发生，在使用静脉铁剂之前需了解既往有无过敏史，对有过敏体质者应谨慎使用。无过敏史患者，初次使用静脉铁剂治疗时，必须按照产品说明书先做药敏试验，无过敏反应患者才可应用。静脉铁剂输注过程应缓慢。首次输注后还需严密观察患者 1 h。同时并配有复苏设备及药物，有受过专业培训的医护人员对其严重不良反应进行评估。

其次，对于合并感染的 CKD 患者，由于静脉铁剂催化释放的自由、活性铁为细菌生长提供了必要条件，可导致感染或加重原有感染，所以存在全身活动性感染的 CKD 患者应禁用静脉铁剂。

最后，需避免出现铁符合过载。多余的铁可能形成循环自由铁或者在组织内储存，导致机体氧化损伤，危害人体器官功能。因此在治疗过程中需定期监测铁指标，避免铁蛋白达到 800 μg/L。

需要强调的是，补充铁剂的最终目标是纠正贫血，不应仅片面根据铁相关指标来指导治疗，只要能够维持血红蛋白稳定，可适当减少补铁剂量。如果大剂量补充铁剂仍不能有效纠正贫血，应积极排查其他影响贫血的相关因素，如营养不良、血液系统疾病、肿瘤、透析充分性等。此时不应进一步加大或者持续维持高剂量铁剂使用，而应考虑减少大剂量铁剂使用，防止未达到纠正贫血目的，反而增加用药风险，对远期预后产生不良影响。

透析

86 什么是透析？

透析，对大多数人来说，似乎总是掩在神秘色彩之下，好奇并想一探究竟；而对于大多数肾脏病患者来说，透析就像是一场挥之不去的噩梦，恐惧却不知何时会悄悄降临。

随着透析技术的发展，尿毒症不再是肾脏病患者的终点。当进入透析治疗，患者就开启了属于他们的第二次生命旅程。这次旅程是短暂还是漫长，是顺利还是坎坷？很多刚刚进入透析的患者都会有如此疑问——是否开始透析就意味着从此消沉地度过余生呢？

要回答这些问题，我们就必须了解什么是透析，而首当其冲的问题就是为什么患者进入尿毒症期要进行透析治疗。

尿毒症的专业术语是"慢性肾脏病 5 期"，是指肾功能丧失 90% 以上（残余肾功能不足 10%）导致机体内环境紊乱而产生的一系列复杂的综合征。就好比人的双手，假如就剩一个手指头，那双手还能正常拿东西吗？同样，尿毒症患者自身肾功能几乎完全丧失，无法适应身体正常代谢所需，不能排除过多的

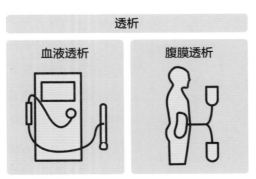

透析

血液透析　　　腹膜透析

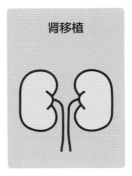

肾移植

代谢废物（毒素）和水分，也不能产生机体所需的一些内分泌因子，从而导致体内毒素蓄积、水分潴留、贫血、矿物质及骨代谢紊乱等一系列尿毒症综合征。本来我们的肾脏是安排在身体里来拯救世界的，现在坏了，罢工了，莫说拯救世界，自我救赎都成问题了。此时就需要找"外援"帮忙，代替坏掉的肾脏工作，这就是肾脏替代治疗。

透析是目前肾脏替代治疗有效的方法之一，也是最常用的治疗方法，除此之外还有肾移植。常用的透析方法有两种：血液透析和腹膜透析。

（1）血液透析

血液透析就是依靠机器作为"外援"，简单地说是将患者的血液引出来，用机器把血液输送到特制的"人工肾"（即透析器），在此处将血液进行"清洗"（清洗用水是经反渗水处理的自来水和浓缩透析液），通过渗透和弥散作用，把血液内的毒素和过量的水分清除，然后再把血液输回患者体内。如此周而复始，达到清除（并非彻底洗净）体内部分毒素的目的。这个过程就像利用洗衣机清洗脏衣服，你每天都有脏衣服，但只能清洗放进洗衣机里的部分脏衣服，且衣服上的污物并不能被洗衣机完全洗净。需要明确的是，血液透析只是替代了肾脏的部分功能，它不具有肾脏调节功能，不能解决肾脏的内分泌问题，更不能根治尿毒症。

当然，血液透析只是一个统称，它有很多种模式。根据需要清除的毒素分子特点，分为血液透析、血液滤过、血液灌流、血浆置换、免疫吸附等；根据透析器清除毒素能力来划分，又分为低通量透析、高通量透析；如果根据透析时间来说，又可以分为间断血液透析、连续性肾脏替代治疗。不同疾病需要的透析方式不同，同一种疾病在不同的阶段需要的透析方式也不同，对于肾脏病患者来说，一定要根据病情需要，听从医生的建议合理的选择透析模式。

由于人体的新陈代谢一刻不停地进行，代谢废物不断产生，因此必须定期血透，根据中国指南建议，一般每周透析 2～3 次，每次透析 4～5 h。血液在体外循环中的流量达到每分钟 200～400 mL，而通常手臂静脉内血流量仅数十毫升，远远无法满足治疗的需要，所以患者需提前数月接受自体动静脉内瘘成形手术，以满足长期血液透析的需要。如果需要紧急透析，则可根据病情于颈部或腹股

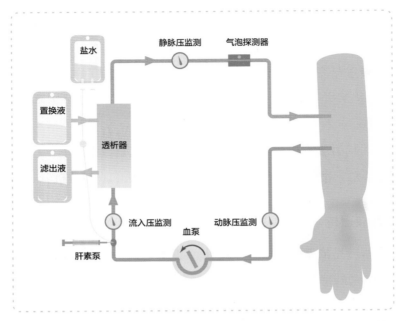

沟处置入半永久或临时透析导管进行透析治疗。无论是内瘘还是导管，都至关重要，是连通患者和透析机的生命线。

▶ 小贴士

血透的优点

①透析效率高，短时间内可清除毒素和设定的超滤量。

②有专业医务人员帮助完成，无需在家储备治疗物品。

③在医院随时得到紧急救助，相对更安全。

④透析过程中和其他病人互相交流，增强社会融入感。

血透的缺点

①血流动力学不稳定，部分患者易出现血压波动、心律失常、冠心病等情况。

②需要按照透析中心的要求和安排决定透析时间。

③每周 3～4 次到医院报到，依赖机器，不方便远期旅行。

④内瘘患者需提前进行手术造瘘，且每次透析需要血管穿刺 2 次，有一定疼痛感。

（2）腹膜透析

腹膜透析与血液透析一样可以清除毒素和水分，不同的是它的"外援"是你腹部内部的一个空腔——腹腔。腹腔是由腹膜包绕形成，其表面有许多小孔，可以滤过血液中的代谢产物和生化成分。它就像是咖啡机上的滤网，把身体里储存的废物赶出去，同时留下有用的成分。

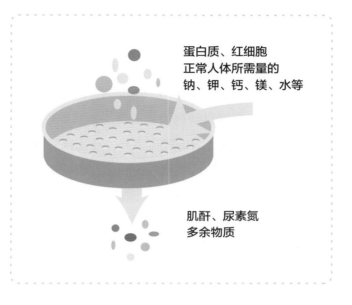

蛋白质、红细胞
正常人体所需量的
钠、钾、钙、镁、水等

肌酐、尿素氮
多余物质

换句话说，腹膜透析就是利用你的这层天然过滤膜——腹膜来代替肾脏清除毒素和多余液体。

患者开始腹透治疗前，首先需要建立一个安全的通路来进行换液。做一个外科小手术，把一条被称为"腹透管"的柔软、可弯曲的管子插入腹腔。管子的一端留在腹腔里，中间一段埋在皮下，另一端留在腹壁外面。通过此管道将腹透液留置在腹膜腔内，患者血液内的毒素和液体通过腹膜过滤到腹透液中。腹透液保留在数小时后，含有废物的腹透液排出腹膜腔，随后再次输入新的腹透液，这就被称为

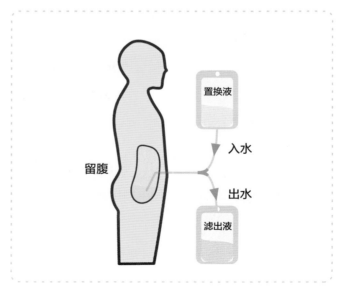

留腹

置换液

入水

出水

滤出液

交换。

常用的透析模式有两种：持续非卧床腹膜透析 (CAPD)、自动化版膜透析 (APD)。规律腹膜透析后患者可居家进行 CAPD 腹膜透析。常规 CAPD 需患者手工操作，通常每天 3 ~ 4 次换液，每次保留腹透液 4 ~ 6 h，留腹阶段，您可以自由活动。对于生活自由度要求较高且有一定经济能力的患者来说，APD 不失为一个不错的选择，它白天可以不进行换液，每天只需一次连接，在睡觉时进行，由机器操作，夜间自动换液，实现"患者皆睡它独干"的要求。初入透析时，CAPD 和 APD 并无显著的优劣之分。在您接受腹膜透析数月后，医生和护士会要求您进行腹膜"转运类型"的测定，该项结果可以反映您的腹膜对毒素和水清除的难易程度。如果您的测定结果是"低转运"，意味着您的腹膜清除毒素不是特别快，您需要延长留腹的时间，此时 CAPD 就是适合您的方式。如果您的测定结果是"高转运"，医生可能会建议您更改为 APD 治疗或血液透析。

▶ **小贴士**

腹透的优点

①持续清除毒素，体内代谢相对稳定，对心血管影响较小。

②血容量变化相对平稳，可以避免肾脏灌注不足和缺血，有利于患者残余肾功能的保护。

③无需依赖机器，治疗时间可灵活安排，外出旅游不是梦。

④无需穿刺，学习简单，避免穿刺疼痛。

⑤较少引起传染病。腹膜透析过程没有血液接触，很少引起疾病传染。

腹透的缺点

①如操作不当，有可能发生腹透相关性腹膜炎，需要有一个适合腹透的环境，操作者严格无菌操作。

②小分子物质清除率低；大分子物质如蛋白丢失多较血透多。

③透析液中含糖，可能出现高血糖、血脂增高及体重增加。

87　什么时候开始透析？

　　透析是否越早越好呢？医生告诉您，答案是否定的。在肾脏功能受损的早期，还有残余的肾脏可以发挥自己的"余热"，过早透析不利于残余肾功能的保护，增加了患者身体和精神上的痛苦，也造成经济上的浪费。

　　那透析是越晚越好吗？医生告诉您，答案也是否定的。经常会有些患者，已经进入尿毒症期了，但却不愿意接受透析治疗，总担心透析副作用、费用等，甚至认为透析会成瘾。更有患者还会寄希望于中药治疗能"治愈尿毒症，摆脱透析"。要知道，对于真正的终末期肾脏病（尿毒症），目前并没有"神丹妙药"可以修复肾。当然，您大可不必杞人忧天，透析就是代替肾工作，当患者进入尿毒症期时，患者的肾损坏已超过90%。如果这时一直拖延而不进行替代治疗，毒素潴留在体内，更容易出现严重的并发症，给其他脏器带来不可逆的损害，如心血管、消化系统、骨骼、血液系统等，影响患者的生存质量，甚至威胁生命。

　　所以，选择适当的时机进行透析，可以帮助患者排出体内多余的毒素，减少毒素在体内的过度蓄积，避免各脏器的损伤，让尿毒症患者一"肾"轻松，保持良好的身体状况和较高的生活质量，而且可以减少治疗的总体费用。

　　近年来随着我们对透析认识的不断深入，关于透析时机的理念一再更新。现在，对于何时开始透析，则须根据原发病、临床表现、实验室检查结果及患者的家庭经济条件综合决定。目前国际上肾脏病专家们公认的最佳方案是，当慢性肾脏病处于 CKD4 期时，患者应接受有关肾替代治疗知识的宣教，了解各种肾替代治疗的优缺点，结合各自的具体情况，选择

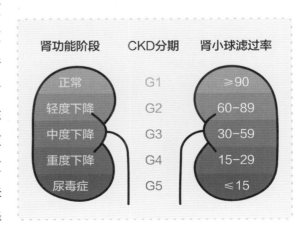

肾功能阶段	CKD分期	肾小球滤过率
正常	G1	≥90
轻度下降	G2	60-89
中度下降	G3	30-59
重度下降	G4	15-29
尿毒症	G5	≤15

今后将要接受的肾替代治疗方法，并进行适当的准备工作。当慢性肾脏病处于CKD5 期，即尿毒症期时，肾科医师应根据患者的具体情况，权衡各种因素，包括原发病、并发症、尿毒症症状、营养状况、血管条件、血压及血糖控制情况、既往手术史、年龄、经济情况、医疗条件等，决定何时、采用何种方法开始肾替代治疗。

指南建议以尿毒症相关临床表现作为开始肾脏替代治疗的主要指征如下。

1）患者出现尿毒症心包炎、尿毒症脑病、严重高钾血症、严重代谢性酸中毒、水负荷过重导致肺水肿等危及生命的并发症时，应紧急开始肾脏替代治疗。

2）患者出现 ESRD 所致且保守治疗无效的营养状况恶化、疲乏无力、认知损伤、代谢性酸中毒、高钾血症及高磷血症等时，也应开始肾脏替代治疗。建议当肾小球滤过率（GFR）< 5 mL/(min·1.73 m^2）时，应考虑开始替代治疗。

不建议把 eGFR 或血清肌酐水平作为开始透析的唯一指征，而应结合患者自觉症状综合判断。

就疾病来讲，严重的高血压、糖尿病肾病导致的肾衰竭，因其后期病情进展快，并发症严重，通常比其他患者透析要早。对于老年患者和营养不良患者，因其肌肉量少，肌酐水平偏低，往往不能反映患者实际的肾功能情况，因此不能只看血肌酐值，而应更多地参考肾小球滤过率指标。以肾间质损害为主的患者，即使血肌酐达 600 ~ 700 μmol/L，但如果患者每天尿量正常，无明显的水钠

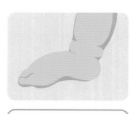

体液潴留

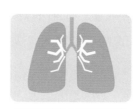

肺水肿

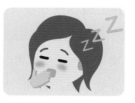

嗜睡

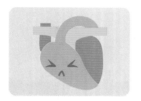

心功能不全

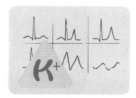

电解质紊乱

重度高血压

潴留和高血钾等危险，则往往可以延迟透析。除肾功能的检测指标外，是否开始透析还应参考患者的临床表现，如出现严重的体液潴留、肺水肿、嗜睡、抽搐、难控制的电解质紊乱（如高血钾）和酸碱平衡失调、重度高血压、心包炎、心功能不全等，即使 eGFR 大于 15 mL/（min·1.73m²），也应开始透析治疗。

　　人体的各个脏器中，肾脏是储备功能最为强大、最"任劳任怨"的，而正因为如此，多数肾病的症状并不明显，往往会被忽视，等到人们察觉时疾病往往已进展至晚期。所以，对于慢性肾脏病患者而言，定期随访，规律复查是关键，切不可错过替代治疗的最佳时机。

88　血液透析和腹膜透析我该选择哪个？

　　血液透析和腹膜透析自出现以来，一直都有着"瑜亮之争"，也是即将进入透析的患者咨询最多的问题之一。

　　患者是接受治疗的主体，究竟是做血透还是腹透？抉择过程中，患者应当是和医生同等重要的抉择者。因此，尿毒症患者选择血液透析和腹膜透析，除了医生建议，应充分考虑自身病情、家庭环境、生活方式、经济条件等进行选择。形象的说，就像选择今天出门的衣服，应根据天气、个人喜好、活动场合等选择适合自己的衣服，同时如果中途变天或意外发生，我们也可以随时更换衣物。

（1）自身病情

　　对多数患者来说，初始透析既可以选择腹透，也可以选择血透。当遇到以下一些特殊情况，应慎重考虑。

　　1）哪些人不适合做血透？

　　①心脑血管系统不稳定的患者。血液透析需要把大概 150～200 mL 的血引到体外，一些患者合并严重心衰、

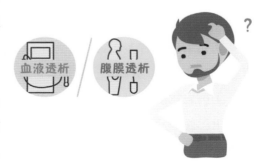

缺血性心肌病、严重心率失常、严重低血压等心血管疾病，血液被引到体外以后，血压会进一步降低，或出现更为严重的并发症，此类患者应当禁止或慎重选择血液透析。

②没有办法建立血管通路（即将血液引血出体外及回输体内的通路）的患者。做血液透析，无论是插管还是动静脉内瘘，都要求血管条件比较好，能够建立血管通路。如果血管条件特别差，比如上、下腔静脉严重狭窄、闭塞、存在血栓的患者，就不能建立血管通路把血引出来，也就没有办法做血透了。

③凝血功能障碍的患者。我们都有这样的经验，如果身上哪里受伤出血，身体自身凝血的机制很快就会让伤口的出血停止。做血液透析的时候把这么大量的血引到体外，而且一次就要持续4 h，如患者有凝血功能障碍，不适合做血液透析。

④不能配合的患者，比如有精神疾病，在治疗的过程中会有拔针等危害到人身安全的行为，也不适合选择血液透析。

2）哪些患者不适合腹透？

①腹部有手术切口、皮肤病或者有严重烧伤，也就是腹部没有完好皮肤的患者，不适合做腹膜透析。因为腹膜透析是利用腹膜上的毛细血管进行交换，如果手术切除了大部分的腹膜或者腹膜有粘连、纤维化，腹膜不能够进行正常工作的患者，也就不能选择腹膜透析。

②如果患者有严重的慢性阻塞性肺疾病，肺功能很差，一旦腹腔灌了2 000 mL腹透液，就会使分隔腹腔和胸腔的膈肌上抬，压迫到肺，可能出现明显的呼吸困难，这种情况也不能选择腹膜透析。

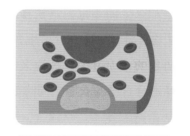

血栓

③如果患者有多囊肾、妊娠、腹腔内巨大肿瘤等，腹腔容积显著减小，不适合做腹膜透析。

④患者有肠梗阻、腹部疝或瘘、严重腰椎间盘突出，腹腔内灌入腹透液时会加重这些病症，不适合腹膜透析。

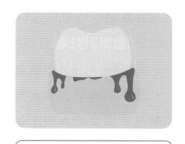

凝血功能障碍

⑤视力较差或失明、操作精确性差、痴呆、精神疾病和偏瘫等老年人，若无家庭成员的持续帮助，不宜采用腹膜透析。

无论是血液透析或腹膜透析，理想的治疗状态均是无尿毒症症状（如恶心、呕吐、胸闷、乏力等）、血压良好、进食和睡眠良好、可以胜任日常生活和比较轻松的工作。

这两种透析方式都有一定的适用范围，同时它们可互为补充和替代，当一种透析方式受到限制时，可采用另一种方式。

（2）家庭环境

如果患者偏好居家治疗，或者是白天需要上班、上学及居住在交通不便的农村或偏远地区可以优先考虑腹膜透析。腹膜透析本身是居家透析的一种，不用反复往返于医院与家中。

（3）生活方式和态度

血透患者一般需要每周去医院 2 ~ 3 次，尤其是对于老年患者，增加了接触社会和外出的机会，有利于恢复患者的社会活动。但无论刮风雨雪、有无个人事务都必须准时到医院进行透析，的确有诸多不便。无论是血透还是腹透，在治疗间期都可进行自由活动，适当的工作、学习、社交都有助于患者生活质量的提高。如因工作或个人需要外出旅行，应提早与当地透析中心取得联系，安排好透析时间。

好的透析状态，需要乐观、自律的生活态度，这是决定透析效果的关键。

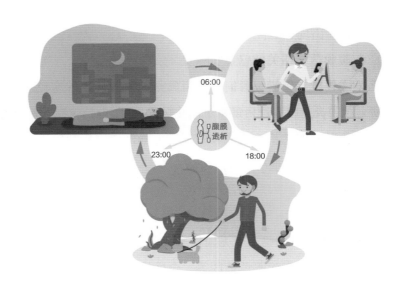

（4）经济条件

从经济上来说，腹膜透析花费较少，但国内大部分地区两种透析方式都可以报销。部分地区对血透和腹透的医保政策不同，报销比例也不一样，患者可根据当地政策及个人经济条件合理选择。

关于腹透和血透，您不需要"执子之手，与子偕老"，"审时度势，见机行事"不失为一种明智的选择。

89 在家腹膜透析容易感染吗？

腹膜透析是一种居家治疗方式，操作虽不复杂，但必须经过医院专业培训，掌握腹透操作的相关注意事项才可以自行回家操作。尿毒症患者在选择腹膜透析前都存在一个很大的疑虑，在家做腹膜透析是不是很容易出现感染？

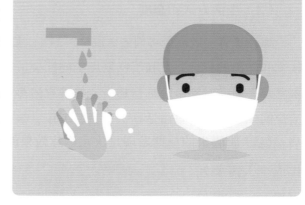

腹膜透析相关的感染实际上最主要就是腹膜炎，简单的说就是细菌通过各种途径进入腹腔内导致腹膜发炎。腹膜炎是腹膜透析最常见的临床并发症，也是腹膜透析患者退出的主要原因。由于长时间的透析，造成腹膜抵抗力降低，透析龄较长的患者更容易发生，并且发生后治疗困难甚至可能致命。

（1）那么，哪些情况下可以导致细菌进入腹腔呢？

1）最常见的是患者无菌技术观念不强，违规操作，如洗手时间不够、不带口罩帽子、触碰深蓝色禁区等，会使细菌从腹膜透析管外口进入腹腔引起炎症反应。

2）腹膜炎的发生也经常与肠道疾病相关，特别是腹泻。人体肠道确实与腹腔不相交通，但是肠道感染时肠壁的血管会变得充血舒张，肠道内大量的细菌便会进入肠壁内的血管里，再转移进入腹腔造成感染。另外一个常见的肠道疾病——便秘也与腹膜炎的发生有关。便秘时患者肠内压会增加，肠壁变得比较薄弱，肠道里的细菌便会进入肠壁内的血管里，再转移进腹腔造成感染。

3）还有些患者在拔牙或行其他门诊小手术时发生了腹透相关性的腹膜炎，这又是为什么呢？所有的外科小操作，都有可能使创面周围的细菌进入我们的血液中，造成菌血症，细菌随着血流到处游走，如果细菌毒性较强，身体的抵抗力又较差，就会出现腹膜炎。

4）腹膜管的外口、隧道及周围的皮肤感染导致难以治愈的或反复发作的腹膜炎，甚至不得不拔除腹膜透析管。早期的出口处感染是由于手术造成的局部创伤、腹透液渗漏、操作污染或出口处护理不到位所致；晚期的出口处感染主要由于汗液、淋浴水污染出口处，或反复牵拉导管外端致轻微损伤所引起。

5）此外，夏季是腹膜炎的高发季节。夏季气温高适合细菌繁殖，皮肤上、手上、呼吸道、口腔中的细菌十分活跃，标准洗手或应用消毒液消毒双手后只能暂时抑制细菌的生长，随着时间的延长，他们会再度繁殖起来。

（2）腹膜炎的早期发现是决定治疗效果的重要因素，腹膜炎主要表现有以下几个特点。

1）早期症状以腹痛为主，常急性发作，表现为腹部的压痛和反跳痛，疼痛程度因炎症的轻重和个人对疼痛的敏感程度，所表现的症状也不尽相同。同时，感染症状进一步加重，会导致局部腹肌紧张，腹式呼吸减弱或消失，肠道功能受到影响，从而导致肠鸣音的减弱或者消失。

2）其次，对病人来说最直观的表现是腹膜透析液的浑浊，甚至于腹痛之前就可出现，同时常伴有超滤减少或负超滤。

3）导管隧道及皮肤出口处感染时常表现为红肿、疼痛，周围组织有硬结、肿胀，皮肤有灼热感。

4）另外，部分患者会出现发热、寒战、恶心、呕吐、腹胀、便秘等一系列的炎症所导致的症状。以发热突然发病的腹膜炎，开始时体温可以正常，之后逐渐升高。老年体质衰弱的患者，体温不一定随病情加重而升高。

（3）无论哪种情况的感染，一旦发现，应立即去医院处理。相较于腹膜感染后的治疗，对患者来说，预防感染显得更为重要。

1）居家进行腹膜透析的患者，准备一个单独的房间作为操作室进行腹膜透析，透析液交换、腹腔内用药及腹透管道出口处理均应在此进行，操作室和储藏室宜分开。室内环境整齐，空气新鲜，每日紫外线照射 2 次，每次 30 min。

2）严格无菌操作。每次操作之前都需要认真洗手，尽可能减少细菌的污染，并且要带口罩帽子，减少呼吸道及口腔内细菌的污染。透析管出口每周换敷料两次，同时注意导管处的护理；在常规护理中不能强行除去硬皮和痂皮，应用双氧水、生理盐水或碘伏浸泡外口处，使之软化后除去。导管妥善固定，如果导管破损或开关失灵，则应及时更换。

3）透析液温度以 37～39℃为宜，用干燥恒温箱加温，勿用热水加湿；使用前仔细检查透析液内有无杂质、沉淀、透析袋有无破损等。

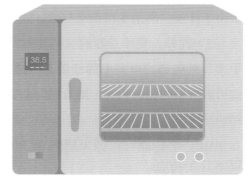

4）注意个人卫生，勤换衣，洗澡时要防止导管口进水；保持大便通畅，平日要养成定时排便的习惯，多吃含有纤维素的饮食（叶类蔬菜、红薯、燕麦等）；不吃生冷及不洁食物，亦避免进食从冰箱中直接拿出的食品，不要吃剩菜剩饭，预防肠道感染。提高患者机体免疫力，鼓励患者锻炼身体，预防感冒。

腹透患者平时应重视对腹膜炎的预防，了解一些腹膜透析感染的症状，一旦发生腹膜炎应及时发现，及时就诊。只要严格按照专科护士教导的操作流程进行操作，时刻警惕可能发生腹膜炎的各种因素，腹膜透析相关的腹膜炎完全可以通过自己的努力而避免。即使发生了腹膜炎，如果非常及时地到医院诊治，绝大多数情况下在 1～3 d 内也都能够被控制下来。每一位腹透患者都要有这样的信心，同医生一起对抗腹膜炎！

90 什么时候做肾移植比较好？

肾移植与血液透析、腹膜透析一样，是尿毒症的一种有效治疗手段。肾移植是在尿毒症患者身上移植一个新的、健康的肾脏上去。由于右侧下腹部血管位置相对较浅，适合血管吻合，因此肾移植手术部位常常在右下腹。

那么哪些人适合做肾移植、什么时候做移植手术比较好呢？这是大部分尿毒症患者关心的首要问题。许多患者在确诊尿毒症之后，迫切的想要换一个新的肾脏。但是，关于肾移植最合适时间点并没有一个统一的标准，应当因个体而异、因病因而异、因病情而异。

1）就个体而言，需要考虑以下几个方面。

◆年龄，年龄并不是绝对指标，但以小于 65 岁为宜。因为年龄越大，其他重要器官如心脏、脑血管出现问题的机率会大大增加，并且术后出现感染比例也相应会增加。

◆体重指数（BMI）：BMI 是指体重数（千克）除以身高数平方（米）得出的数字，是目前国际上常用的衡量人体胖瘦程度以及是否健康的一个标准。依据 BMI 分类标准可以分为肥胖 (BMI>24 kg/m^2)、正常者（BMI 18.5 ~ 23.9 kg/m^2）和消瘦（BMI<18.5 kg/m^2）。我们常常建议 BMI>24 的患者控制 BMI 到正常值再来做肾移植手术。这是为什么呢？首先 BMI 过大，患者术后发生心脑血管并发症机率大大增加；其次，国内外临床资料表明 BMI 越大，患者术后发生移植肾功能延迟恢复的比例也相应增加；当然，BMI 也不是越低越好，因为 BMI 过低，同时血常规中淋巴细胞绝对值偏低，常常提示患者基础免疫功能较低，术后应用免疫抑制剂容易发生感染，此时应该加强营养，提高 BMI 至正常范围。

◆身体状况，需要详细了解患者泌尿系统疾病病史、呼吸系统疾病病史、心血管疾病病史、胃肠道疾病病史、肿瘤病史、输血史、既往手术史（手术时间和部位）、器官移植史等等。此外，需要了解患者家族成员中是否有尿毒症、心血管疾病、肿瘤、糖尿病和肝病等。未经控制的感染、肺结核和恶性肿瘤患者，不建议行肾移植。

2）就病因而言，肾移植适于大部分患有不可恢复的肾脏疾病并有慢性肾衰竭的病人。此时有些朋友会问，哪些疾病导致的肾衰竭不适合做肾移植呢？部分肾小球肾炎如初始发病时大量蛋白尿而血浆白蛋白非常低的 FSGS，移植后容易复发。部分代谢性疾病如原发性高草酸尿症，仅做肾移植常常出现肾结石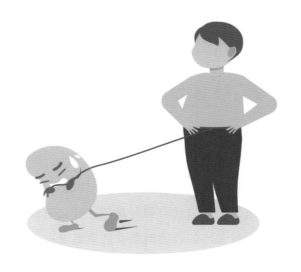复发，常常需做肝肾联合移植。系统性疾病（如溶血性尿毒症综合征），移植后容易复发。此外，未治疗或播散性恶性肿瘤、活动性结核、慢性呼吸功能衰竭、近期出现心肌梗死、广泛的血管疾病（脑血管、脑血管及冠状血管等）等，均不宜做肾移植。

3）就病情而言，人们常常困惑于做肾移植前需不需要透析？如果需要透析，透析多久后做肾移植比较好？我们知道，透析和肾移植都是治疗尿毒症的有效治疗手段。以往尿毒症患者在换肾之前必须经过一段时间透析，方可进行肾移植手术。近年来，随着医学科学的发展，术前检测手段和配型技术的完善，尿毒症患者不透析也能进行肾移植已成为现实。无透析肾移植的治疗模式在国外首先提出，就是尿毒症患者不用透析直接换肾，其优越性在于：①尿毒症患者早期手术，身体状况较好，贫血和营养不良程度较轻，能更好地耐受手术且术后康复快。②术后患者和移植肾的存活时间都比透析后移植要好，特别是无透析活体供肾移植的治疗效果在各种移植方式中是最好的。③术前没有透析，避免了可能交叉感染的风险，术后更易进行免疫抑制药物的调整。④无透析移植的患者术后重返工作的时间较早，生活质量提高。

总的来说，什么时候做肾移植比较好，需要依尿毒症患者的病因、病情、其他器官健康状况等不同，不能一概而论，还需要与从事肾移植工作的专科医生沟通，根据实际情况做出决定。

91 为什么有的肾脏病人鼓励多喝水有的限水？

"医生，我每天能喝多少水？"

这是很多肾脏病患者最关心的问题之一。还有很多患者会困惑，为什么医生让住在隔壁床的病友多喝水而自己却每天要限制饮水？这些问题要从肾脏对水的调节说起。

（1）水的代谢与平衡

水的代谢包含两部分：水的来源、水的排出。水的来源与排出总体上应该是平衡的，这样才能保证身体正常工作。

水的来源：人体中的水主要来源于喝的水、吃的食物和代谢产水 3 方面。

◆摄入液体：包括饮用水、其他饮料等。平均每日约为 1 100 mL。但根据具体情况，每天的饮水量可以差很多。

◆食物：大部分食物中都含有水，即使是看起来很干的面包的含水量也达 37%。成人每日从食物中获得的水分在 1 L 左右。

◆代谢产水：新陈代谢会产生水分，正常饮食的情况下每日人体通过代谢可以产生 300 mL 水。

水的排出：体内的水可以通过排尿、排便、排汗和呼吸等方式被排出体外。

◆排尿：人体的大部分水是通过肾脏排出的。在排水的同时会帮助肾脏排出代谢废物。每日的尿量必须达到 400 mL 以上才能把所有的代谢废物都排出体外。肾脏具有很强的调节能力，能根据环境、水摄入的情况和身体代谢情况调节尿量，正常情况下，每日的尿量平均约为 1 500 mL。

◆ 排便：正常人每日粪便中约含100 mL 的水，但在腹泻的时候失水会明显增多。

◆ 不显性失水：主要指呼吸道蒸发的水分和经皮肤排汗带走的水分。我们无法自主调节这部分失水。正常情况下，不显性失水每日约为 900 mL。在干燥、炎热的环境中或在剧烈运动中，不显性失水明显增多。

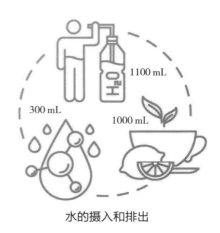

1100 mL

300 mL

1000 mL

水的摄入和排出

（2）肾脏对水平衡的调节

肾脏是人体的净水工厂，调节身体中水的多少，维持正常的液体平衡。每天经肾脏滤过的水量女性为 130 ~ 145 L，男性可达 165 ~ 180 L，是人体血容量的 60 倍之多。大部分经肾脏滤过的水都会回到身体中，少量的水会同代谢废物一起被排出体外。肾脏功能正常的人，可以根据每日的总水摄入量调节尿量，喝水多就排尿多，喝水少就排尿少，并且保证身体中的渗透压基本不变。

（3）每天应该喝多少水？

水的每日推荐量是针对生活在温和气候中的轻体力活动成人来制订的，如果生活在热带或体力活动较多，则需要适当增加饮水。根据《中国居民膳食营养素参考摄入量（2013 版）》，成年男性每日总水摄入量为 3.0 L，女性为 2.7 L，而每日饮水量的推荐量男性 1.7 L，女性 1.5 L。

当然，具体需要喝多少水并不是一成不变的，而是要根据实际情况进行调整。高温、运动、利尿药物和咖啡因摄入都会增加对水的需求量。疾病状态也会影响需水量，如腹泻或呕吐或发热时，对于水和电解质的需求增加都要多喝水。

由于肾脏是身体排水系统，所以肾脏疾病对于水代谢的影响在各种疾病中最明显。但肾病患者如何合理喝水取决于肾病的种类、疾病的严重程度和疾病的发展速度，不可一概而论。下面就分别讲讲哪些患者要限水，哪些患者要多喝水。

（4）肾脏病的患者为什么要限制水？

当肾脏出现严重问题时，经过肾脏的液体不能完全排出体外，过多的液体储存在身体里就会出现问题。水分过多会造成高血压，全身水肿，甚至造成胸腔积液、腹腔积液和心包积液，严重的水负荷过重还会导致心衰。另外，一旦摄入的水分过多而溶质不足，身体里的体液就会被稀释，出现血钠水平降低，严重时会因脑细胞水肿而出现精神异常。

在肾病中，肾病综合征和急慢性肾衰竭的患者是需要限水的。

肾病综合征的患者由于蛋白流失，很多液体会离开血液循环进入组织间隙，造成水肿，胸水腹水，这时血容量虽然不足但是体内的液体不容易排出，所以需要限水。而急性肾衰竭患者因为各种原因出现肾功能迅速恶化，排水功能会急剧下降，也需要限水。慢性肾功能不全的患者，当肌酐清除率下降到一定程度时会出现少尿和无尿，每日尿量少于 400 mL 甚至小于 150 mL，这时也需要限水，但慢性肾功能不全的患者单纯限水还是不够的，同时还要做好替代治疗也就是透析的准备。

限水患者可以根据前一日的排尿量来衡量下一日的总摄入水量（包括水和食物中的液体）。但是限水只是肾病治疗的一个方面，同时还要配合合理利尿，及时开始替代治疗等治疗手段。

（5）什么样的肾脏病患者需要多喝水？

对于肾脏病的患者，除了少部分在疾病的急性期或肾衰严重的时候需要限制饮水，大部分还是需要多饮水的。肾脏就像一片农田，需要有水分灌溉，否则就会干涸。极端的情况，在中美洲甘蔗地里工作的青壮年会因为在暴晒下工作不能及时补充水分而造成肾衰竭，这种情况被称为美索不达米亚肾病。

有研究显示对于肌酐不高的人以及慢性肾功能不全早期的患者，足量的水分可以延缓肾功能不全的进展，饮水增多让每日尿量达到 3 L 的人比每日尿量小于 1 L 的人肾功能的下降更缓慢。足量的水分可以让肾脏中的代谢废物更好的排出体外，减少肾脏的工作量；同时充足的水分可以减少精氨加压素的分泌，这是一种身体在液体量不足的时候会分泌的内分泌激素，会让血管收缩，激活高血压系统和导致肾脏炎症状态。另外，当饮水量不足时，泌尿系统中的钙、磷、碳酸等电解质的浓度会增高，更加容易形成泌尿系结石，有观察性研究显示每日饮水 > 2.5 L 可以让肾结石风险降低 29%，而每日饮水 > 2 L 可以减少 15% 的结石复发。所以对于大部分慢性肾功能不全的患者，在疾病允许的情况下还是应该适当多饮水。

最后需要提到的是，"多喝水"的"水"指的是不添加其他物质的水，而不是含糖的饮料，也不是果蔬汁。含糖饮料对健康是不利的，有研究显示过多喝含糖汽水、果汁和饮料会增加慢性肾病的风险。就算是很多人觉得"健康"的果蔬汁也不能多喝，因为大部分绿叶蔬菜中都含有草酸，这种物质容易和钙结合形成草酸钙结石，当大量摄入果蔬汁的时候，草酸钙结石急剧形成会导致肾功能衰竭，有案例报道患者因使用"果蔬汁清肠代餐"摄入含大量草酸的蔬菜汁而致急性肾衰竭。

所以，肾病的患者需要了解自己的疾病，根据医生的建议，聪明地喝水才能帮助疾病的恢复，延缓肾功能的进展，不能一味限水或者多喝水。

92 肾脏病人能吃豆制品吗？

当被诊断了肾病，很多人的第一个问题就是："大夫，我有没有需要忌口的？"而在坊间流传的肾病患者忌口列表中，高居榜首的食物就包含"豆制品"，很多患者通过各种渠道都听说要忌吃豆制品。可是豆制品作为我们传统膳食中的优质蛋白质来源，在生活中无处不在，肾病患者到底能不能吃豆制品呢？下面就来解答大家对这个问题的困惑。

（1）豆制品都包含哪些？

豆制品，泛指由大豆做成的食物。我们平时的膳食中大豆制品无处不在。夏天常吃的毛豆是未成熟的大豆，成熟的大豆和豆芽可以直接做菜食用。大豆还可以做成豆腐、豆干、豆浆等豆制品，大豆还可以衍生成纳豆、豆豉、豆瓣酱、味噌等调味料，另外酱油、大豆油等更是炒菜做饭离不开的调料。而肾病患者所关心的"豆制品"一般指的是大豆的豆浆凝固而成的豆腐及其再制品，如豆腐、豆腐丝、豆腐干、豆浆、豆腐脑、腐竹等。

（2）豆制品的主要营养成分是什么？

豆制品是营养密度比较高的食材。

从宏观营养素的角度讲，大豆制品富含优质蛋白、饱和脂肪含量低、碳水化合物含量低、升糖指数低，总体营养得分是很高的。

大豆中的蛋白质是植物性食物中的优质蛋白质，它包含了人体所需的必须氨基酸。同时大豆蛋白可以很好地被人体消化吸收，虽然大豆蛋白质相比肉蛋奶等动物来源的蛋白质可吸收性还是差一些，但是在植物蛋白中已是最优质的了。每 100 g 干大豆中含有 36 g 蛋白质，每 100 g 豆腐（超市中卖的豆腐 1 盒是 500 g 左右）含有 8 ~ 12 g 蛋白质。与提供同样蛋白质的大豆和肉类相比，大豆的脂肪配比更加健康，大豆中含有的脂肪以不饱和脂肪为主，饱和脂肪含量明显较低，而饱和脂肪摄入过多是和心血管疾病发病相关的。大豆的碳水化合物含量很低，每 100 g 干大豆的碳水化合物含量仅有 8 g 左右，而当把大豆做成豆腐或者磨成豆浆之后，碳水化合物含量更加降低，每 100 g 豆腐或者 1 杯（234 mL）豆浆中含有的碳水化合物仅有 4 g 左右，而且不含有乳糖，对于喝奶制品容易腹泻的乳糖不耐受患者来说，豆浆等大豆制品是奶制品很好的替代品。大豆及不加糖的大豆制品的升糖指数很低，对于糖尿病患者来说也是很好的选择。

大豆和大豆制品都含有膳食纤维，其中一种主要的不可溶膳食纤维是 α 半

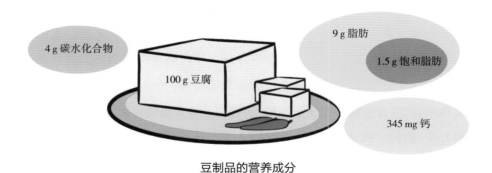

豆制品的营养成分

乳糖苷，很多人喝了豆浆或者吃了豆制品会肚子胀、排气增多就是这种膳食纤维的作用。但从健康角度，膳食纤维可以让肠道动起来，有利于肠道健康，同时膳食纤维可以减少脂肪在肠道的吸收，从而在一定程度上减少心血管疾病的风险。

从微量营养素角度讲，大豆制品还含有多种维生素和矿物质。豆制品中的维生素主要包括维生素 K_1、维生素 B_1 及叶酸，矿物质包括钼、磷、铜，但是由于大豆中含有植酸等阴离子，所以大豆和豆制品中的金属元素吸收度较差，并不是矿物质的优质来源。但是豆腐中的钙是一个例外，因为在制作豆腐的过程中会加入钙来促进成形，所以豆腐是富含钙质的食物。一份 100 g 左右的豆腐含有 300 mg 的钙相当于 1 杯牛奶的含钙量，虽然豆腐中的钙比牛奶中的可吸收性低，但是最终也只是相差几毫克的数量级。所以，豆腐是很好的钙的来源。

（3）慢性肾功能不全患者的饮食特点

肾脏病的患者有很多"忌口"，因为肾脏是人体最重要的排泄器官，起到了废水场和废物处理厂的作用。膳食中的物质都需要经肾脏代谢后排出。当肾脏出现问题后，很多代谢废物的排泄会受到影响；同时膳食因素可能对肾脏病的进展和其并发症有一定的影响。在慢性肾功能不全的患者中，某些食物吃得太多容易导致钠和容量超负荷、高钾血症、高磷血症及尿素氮升高有毒代谢产物蓄积。但是同时，摄入营养物质过少会加重肾病患者的营养不良，造成肌肉消耗，导致慢性炎症状态。所以吃什么和怎么吃对于肾脏病患者来说很重要。

在慢性肾功能不全的早期，即肾功能丧失不到 1/3 的时候，剩余的肾脏功能可以满足日常的需要，不需要特殊限制饮食。所以对慢性肾功能不全早期的患者饮食要求和对普通大众一样，只要低盐低脂适当热量的健康饮食就可以。而随着肾脏病的进展，当肾脏功能丧失 1/3 以上之后，患者就需要开始注意自己的饮食了，主要需要注意的有蛋白质、钠、钾和磷几个方面。首先蛋白质的代谢产物需要肾脏排出体外，所以肾功能下降时需要限制蛋白质摄入，最好达到小于 0.8 g/（kg·d）。因为过多的钠会引起水负荷增加，同时在高血压的发病中起到重要作用，所以肾脏病患者要限制钠，每日的钠摄入量最好 <2.3 g（相当于 5.7 g 左右的盐）。而钾、磷和钙的摄入量需要根据个体情况进行调整，总体来讲最好适当的限制磷和钾的摄入，因为随着肾功能变差，身体排出磷和钾的能力会逐

步下降，过多的钾会造成心率失常等严重并发症，而过多的磷也和慢性肾功能不全患者心血管疾病发病率升高以及死亡率升高密切相关。所以对于慢性肾功能不全患者，膳食建议简单的讲就是低蛋白、低钠、低钾、低磷。

（4）肾脏病患者能吃豆制品吗？

最后，来回答最开始的问题"肾脏病患者能吃豆制品吗？"

答案是能吃，但是要适量。

肾病患者需要限制的是蛋白质、磷和钾，因为肾病患者很多人会合并糖尿病、高血压和高尿酸血症，并且是心血管疾病的高危人群，所以膳食中要注意低盐、低脂，减少添加糖类而增加膳食纤维摄入。

首先，从蛋白质来讲，大豆制品中的蛋白质是含有全部必须氨基酸的优质蛋白质。肾脏病患者每日摄入蛋白总量受限，所以应该尽量选优质蛋白，这样才能减少营养不良和肌肉流失。肉类中的蛋白质虽然是优质蛋白，但是肉类中饱和脂肪含量也较高，可能会增加心血管疾病的风险，而大豆中的蛋白质丰富同时富含不饱和脂肪酸，对心血管疾病还有一定的保护作用，是适合肾病患者长期食用的优选蛋白质来源。

其次从低磷的角度讲，大豆及豆制品中的磷存在于植酸中，吸收度较差，比动物蛋白和添加剂中的磷吸收率低很多。改善全球肾脏病预后组织（KDOQI）指南提出对于慢性肾功能不全患者，用"磷/蛋白质比"作为衡量食物含磷状况的指标，在食物的选择上应尽量选择磷/蛋白比低的动物蛋白（如新鲜的蛋、肉、鱼等）及磷不易被吸收的植物蛋白（如豆腐），避免磷/蛋白比高的食物如坚果、牛奶及奶酪等。豆制品在这个意义上，也是肾病患者可以优先选择的蛋白质来源。

很多慢性肾脏疾病患者同时有糖尿病的问题，大豆及不添加糖的大豆制品碳水化合物含量低，升糖指数低，是很好的低添加糖类食物，同时富含膳食纤维，也适合糖尿病患者食用。

再次，从含有嘌呤的角度讲，一些患者会担心大豆制品含嘌呤高。实际上，虽然大豆本身嘌呤含量不低。但是我们在生活中常吃的豆腐、豆浆都是大豆经过加水处理而制成的，由于嘌呤可溶于水，在豆制品加工过程中，嘌呤会随水流失，所以豆腐的嘌呤含量已经有所降低。豆芽的嘌呤含量也只属于中等，每100 g豆芽中的嘌呤含量为远远低于我们日常生活中的很多食品。所以，正常量的豆制品不会造成高尿酸的问题。

但是大豆制品也不是吃得越多越好。有些人对大豆蛋白会过敏，过度摄入大豆制品中的膳食纤维会引起腹胀，对于本身有肠道问题的患者有些甚至会引起较为严重的腹泻，所以如果出现大豆蛋白过敏或者腹泻就不适宜继续大量使用大豆及大豆制品了。肾病患者每日的蛋白摄入量、钾和磷摄入量都和肾功能不全的程度有关，患者需要根据自己的情况选择摄入量的多少。最后在市面上很多所谓的"豆制品"都是经过加工的，一些所谓的素鸡、素肉，都是油炸过的豆制品，并且还加入了很多盐来调味。这样的豆制品对于任何人群都是不健康的，更不要说本身心血管疾病风险就高的肾病人群了，所以，豆制品虽好，但是要小心选择，最好选用无糖的豆浆、不加盐的豆腐或者豆腐脑，对于经过油炸加工的豆制品及加了榨菜辣椒油的豆腐脑需要绕道而行。

93 怎样才能做好低盐饮食？

在中国饮食谱系中，缺了哪一味调料，都不会缺了盐，哪怕是在制作甜点的时候，常常也加上一点盐来增添甜味。高浓度的盐也具有防腐的作用，小到流着黄油的高油咸蛋，大到覆着白霜的金华火腿，盐可以说是腌渍食品的灵魂。虽然盐是百味之首，但用得不好，也会成为健康的阻碍。越来越多的医生开始提倡"低盐饮食"，尤其是对于肾病患者，盐的摄入最好控制在每天 5 g 以下。本文就将回答关于低盐饮食的几个常见问题。

（1）要低盐饮食

我们平时吃的食盐，主要成份是氯化钠，钠和氯这两种离子都对维持我们体内环境的平衡起到了重要的作用，同时还可以保证神经和肌肉的正常工作。此外，食盐中还含有少量的碘、钾、钙等元素。食盐中我们最关心的成分是钠，天然食物中含有的钠含量是很有限的，我们每天钠的摄入，主要来自于做菜时或熟食、零食中添加的盐。
钠的排出，则主要依靠我
们的肾脏，多吃多排、少
吃少排。当盐吃得多也就
是钠摄入多的时候，血液
中的钠含量会增加而导致
血浆渗透压升高，刺激位
于下丘脑的感受器，让我
们感到口渴，进而增加饮
水。这样一来，随着盐吃

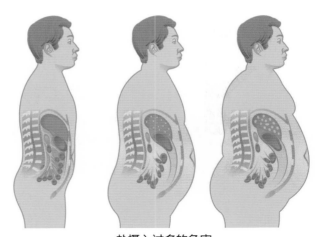

盐摄入过多的危害

得多，身体中的水也会多，也就是形成了的医生们常说的"水钠潴留"。即使是
正常人，高盐饮食也会导致血压的升高和体重的增加。对肾病患者而言，高盐
饮食更是加重了肾脏的负担，多吃进去的盐和水无法排出，就可能导致水肿以
及高血压。

（2）低盐饮食的标准

不同指南中对低盐饮食的定义略有差别。有研
究者通过对大量的文献回顾，建议肾病患者将钠摄
入量减至低于 2.4 g/d。这相当于 5.7 g 左右的食盐。
这与《中国居民膳食指南》（2016 版）中也推荐也
是一致的，指南中推荐成人每天食盐不超过 6 g。

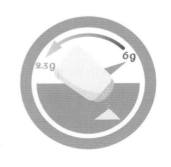

当然盐不是限得越低越好，食盐中的钠是人体
必须的营养素。但是很难通过天然食物摄取的，如果过分限盐，也对身体有害。
有研究发现，过度低盐饮食也会损害肾脏血流调节系统。目前的研究显示，过
度限盐（每日 < 2.3 g 的食盐摄入）对身体没有额外的好处反而会有害处，盐摄
入过低或者过高都会造成死亡率升高。所以低盐饮食适度就好。

（3）日常生活减少盐的摄入

首先要树立"低盐饮食"的意识，自己做饭的时候，做到心中有数，不要

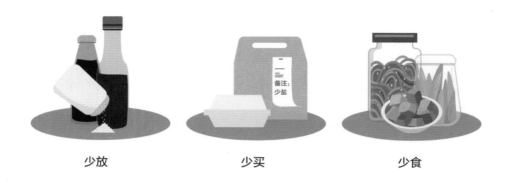

少放　　　　　　　少买　　　　　　　少食

追求浓油赤酱；工欲善其事，必先利其器，我们在做菜的时候，对调料的量并没有一个精确的概念，食谱中一般都会用"适量""少许"等模糊的字眼。为了更好地管理自己的盐摄入量，可以选择购买有具体剂量的勺子，或通过电子厨房秤对自家的勺子进行定量，这样做菜的时候才能心中有数。在烹饪时，也可通过加入其他调味香料如茴香、孜然等来丰富味道，改善对盐的依赖。

现在的外卖，为了追求口味会毫不吝惜地加盐、加酱，所以在点外卖的时候，尽量选择不那么"重口"的商家，或在备注里写上"少盐"。

食物中一大部分的盐是来源于加工过程中的添加剂，往往越是精加工的食品，钠盐的含量越高，所以谨慎选择。由于"钠"是加工食品营养成分表中必须标识的成分，所以我们可以通过看食物的营养成分表来控制含钠加工食品的摄入，每日钠摄入总量小于 2.3 g。吃速食食品的时候减少调料包的放入量；吃面之后不要喝完面汤。

此外，还需要谨慎避开生活中的"盐陷阱"。少吃腌制产品，因为这些食物为了防腐会加入很多盐，如腐乳、泡菜、咸菜、咸鸭蛋、火腿、咸鱼、腊肠、腊肉等。同时一些看起来不咸的食物中也含有不少盐，比如面包、蛋糕、饼干、海盐芝士奶盖等甜点，在制作过程中，为了突出甜味也加入了一定量的食盐，但在甜味的掩护之下极易被人们忽视。此外，饮料，特别是运动饮料中常含有钠，故如果不是运动后大量出汗，并不建议把运动饮料作为日常饮品。

94　哪些食物钾含量高？

慢性肾病的患者有很多限制，而大家最熟悉的就是"限钾"，随着肌酐的升高，"少吃钾"是医生首先要告诉患者的。因为高钾是慢性肾功能衰竭患者的常见并发症，高钾时可以出现肢体无力、麻木等，最严重的高钾可导致血压降低，心动过缓，甚至心搏骤停，危及患者生命，是导致透析患者猝死的常见原因之一。所以，关注患者血钾水平，进行个体化的饮食指导，并提高患者对高钾血症的认知具有重要意义。

（1）要低钾饮食

钾存在于多种食物中，是一种重要的离子，参与人体血液循环、体液平衡、维持神经和肌肉的功能等多种生理功能。一般而言，正常人每天应至少摄入4 700 mg钾，血钾维持在 3.5 ~ 5.5 mmol/L。肾脏是调节血钾水平的重要器官，几乎所有摄入的钾都要通过肾脏排出，正常人食物中摄入的钾和尿液中排出的钾能达到平衡。然而中重度肾功能损伤的患者由于无法排出足够量的钾，会导致血钾升高。对于这些患者应限制食物中钾的含量，以维持体内血钾的正常水平，每天摄入的钾应少于 2 000 mg，对于严重肾功能不全接近透析的患者，饮食中钾的摄入更需要限制。对于健康人特别是高血压但没有肾功能异常的人群，其实是推荐适当高钾饮食的，所以低钾膳食针对的人群仅仅是中重度肾功能不全，血钾偏高的患者。

钾几乎存在于所有的食物中，越是天然健康的食物含钾越高，所以限钾饮食的实际操作很困难，这也造成了很多患者的困惑。所以下面就来细数日常食物中哪些含钾量高。

（2）钾含量高食物

几乎所有的食物都或多或少含有钾，所以限钾饮食的关键是尽可能避免含钾高的食物，而不是完全杜绝钾的摄入。

常见的全谷物如全麦面包、麦麸、麦片、燕麦棒等都含有大量钾。而用精粮如白面粉、白米制作的食物（面食、面包等）含钾量相对较低，每100 g面条仅含钾100 mg左右。虽然对健康人群的饮食推荐是要多吃"全谷物"，但对于慢性肾功能不全需要限钾的患者只能优先选择精粮了。

常见的肉类和海鲜如牛肉、猪肉、鸡肉、三文鱼、沙丁鱼等含钾量都较高。含钾相对较低的蛋白质来源可以选择鸭肉、鸡蛋、罐装金枪鱼、海虹等。总体来讲，肉类和鱼类的含钾量都较高，在限钾饮食中需要多煮一段时间并且弃汤食用。

蔬菜和水果，含钾量都较多，在低钾饮食中需要特别注意。具体见下表，1份水果指1个中等大小苹果或半碗水果块，1份蔬菜指1碗生的绿叶蔬菜或者半碗煮熟的蔬菜，低钾指的是1份中含钾小于200 mg的蔬菜或水果，高钾则是1份中含量大于200 mg的蔬菜或水果

高钾蔬菜	高钾水果
萝卜缨、煮熟的西蓝花、煮熟的菠菜、红辣椒、土豆、南瓜、红薯、西红柿、大部分绿叶蔬菜	鲜杏子、橙子、香蕉、枣、奇异果、西梅、葡萄干、水蜜桃、牛油果

低钾蔬菜	低钾水果
新鲜西蓝花、菜花、白菜、彩椒、笋、萝卜、青豆、芹菜、生菜、洋葱、玉米、黄瓜、鲜蘑菇、茄子、秋葵、葫芦、冬瓜、葱	苹果、鸭梨、李子、罐头杏、莓子类、柚子、柠檬、青柠、芒果、木瓜、菠萝、西瓜

肾功能不全的患者也需要适量摄入蔬菜和水果，不能因为过于忌怕摄入钾而不吃蔬菜、水果，事实上只要选择合适的低钾水果，并控制食用量是没有坏处的。

大多数坚果和豆类及其制品，比如黄豆、青豆、黑豆、豇豆、豆腐、花生酱、各种种子等都含钾较高。其中以黄豆、青豆含钾量最高，每100 g约含钾1 800 mg，实际上大多数豆类每100 g的含钾量都在1 000 mg以上。可选择的坚果如腰果、核桃、杏仁、花生、芝麻、向日葵、南瓜种子等含钾较低。

饮料如运动饮料、豆浆、咖啡、茶等也含钾较高。每天摄入的饮料应该限量，

茶应该少于 500 mL，咖啡少于 250 mL。牛奶、奶粉及各种奶制品、豆浆、酸奶等也含钾较高。果汁的含钾量非常高，也应该避免。休闲食品如巧克力，糖浆等也是高钾食物。选择饼干、馅饼等休闲食品时，应该选择不含巧克力，坚果的种类。另外市面上贩售的低盐酱油，低钠盐等食品其实是"以钾代钠"，属于高钾食品，购买时应注意阅读其营养标签。多种中草药也含有大量钾，要慎用。市场上各种"保健品"也最好慎食，肾功能衰竭不是吃一些"补肾的补品"就可以治疗的，这类保健品的含钾量大多不明。

（3）降低食物的含钾量

肾功能受损的患者应该尽量选择含钾量较低的食物，常见的食物中大多数含钾较高，但我们可以采取一些手段减少这些高钾食物中的钾含量。比如在食用前，尽可能"挤干"蔬菜、肉类、罐装水果中的"卤汁"。蔬菜都最好切成小片，土豆、胡萝卜等切片前应先去皮。生蔬菜在烹饪前应在温水中浸泡 2 h 以上，用温水再次冲洗，然后用大量无盐的温水煮熟（每 5 份水：1 份蔬菜）并舍去烹饪用水。因为钾可以溶于水，所以这种"浸出"过程一定程度上可以减少食物中钾的含量，但即使浸出后这些蔬菜依然含有大量钾，依然不能大量摄入。另外食物煮熟后，钾会进入汤汁之中，所以各种汤汁包括果汁、蔬菜汁也要尽量少喝，也不要用菜汤或肉汤拌饭食用。低温冷藏的食物比新鲜食物的钾含量要低，必要时我们可以先将蔬果等冷冻后再食用。

需要注意的是所谓低钾食物并不意味着完全安全，因为几乎没有不含钾的食物。即使是含钾量低的食物若是过量摄入，依然会导致血中钾的水平迅速升高，所以不仅要关注食物的钾含量，也要尽可能控制食入的分量。

购买食物时也应该注意其营养成分标签，根据每份食物的含钾量计算可能摄入的钾总量。除了限制钾的摄入，肾功能不全的患者还应该限制钠盐、蛋白、磷等的摄入，但同时要保证足够的热量，适度摄入纤维素、钙等，因此最好在营养师的指导下制定合理的饮食计划，选择低钾的谷物、乳制品和肉类，合理搭配水果、蔬菜，清淡低盐饮食，避免刺激性食物。有一些肾病患者，为了限钾，放弃新鲜食物，大量吃快餐、冰冻食物、罐头食品、营养密度低的零食和甜食，这样做虽然能减少钾的摄入，但对于健康也是不利的，还容易出现营养不良，肌肉含量减少等问题。所以中重度肾功能不全，尤其是透析患者的饮食应该遵循营养师的指导。在限钾的情况下还要尽量做到健康均衡。

95 尿酸高了该怎么吃？

（1）尿酸为什么会高？

有很多人拿到自己的体检单后，会发现"尿酸"这一项被加粗，后面有一个"过高"的提示。"尿酸高"是继血压高和血脂高之后大家最常见的一个健康问题。

尿酸是从哪里来的呢？让我们先了解一下尿酸的代谢，尿酸是核酸代谢的产物，核酸就是我们熟悉的 DNA 和 RNA，它们是每个细胞都有的遗传物质。核酸代谢产生嘌呤，而嘌呤经过肝脏代谢可以产生尿酸。人体内的细胞每天都在自我更新，这些自身细胞新陈代谢所产生的嘌呤占每日身体中嘌呤的 2/3，食物中的嘌呤只占嘌呤来源的 1/3。食物中的嘌呤和细胞代谢产生的嘌呤，代谢所生的尿酸，70% 需要经肾脏排出，剩余 30% 是经胃肠道排出的。

所以尿酸高主要有两方面的原因，产生过多和排出减少。产生过多又分为体内生成过多和膳食中嘌呤摄入过多两种情况。在尿酸代谢的天平中，排出减少占了更大比重。实际上，85% ~ 90% 高尿酸是由于肾对尿酸的排泄下降所致，只有 10% ~ 15% 是尿酸产生过多导致的。在慢性肾功能不全的患者中，肾脏尿酸排泄能力下降，高尿酸的情况更加普遍。

（2）尿酸高了有什么危害？

尿酸升高会增加痛风和尿酸结石的风险。同时在健康人群中，高尿酸和心血管疾病风险增加相关，因为尿酸高往往是高血压、高血脂和胰岛素抵抗的代谢综合征的一部分，有研究显示尿酸高的人腰围更粗、胰岛素抵抗的情况更明显。高尿酸本身就会造成高血压，这种关系在年轻的高血压患者中更加明显。在患有高血压的儿童中，血压升高的程度也和血尿酸水平相关。不论是否发生痛风和肾结石，血尿酸升高本身就会损伤肾脏，造成肾脏小血管损伤，临床上会出现肾病患者关心的蛋白尿、肌酐升高等表现。

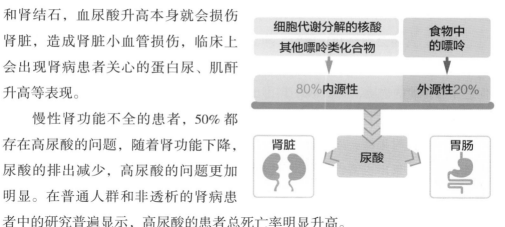

慢性肾功能不全的患者，50% 都存在高尿酸的问题，随着肾功能下降，尿酸的排出减少，高尿酸的问题更加明显。在普通人群和非透析的肾病患者中的研究普遍显示，高尿酸的患者总死亡率明显升高。

但是尿酸也不是越低越好，在透析患者中的研究显示，尿酸的水平和死亡率的关系是两边高中间低的，血尿酸低的透析患者死亡率更高，因为低尿酸往往意味着患者的营养状态差，尿酸本身在体内也有抗氧化的作用，所以尿酸过高或者过低都是不健康的状态，在正常范围内是最好的。对于高尿酸有痛风风险，或者出现过痛风的患者，降尿酸的目标是维持血尿酸在 $360\mu mol/L$ 以下。

我们日常生活中对高尿酸的危害最关注的就是痛风。尿酸过高导致尿酸结晶沉积在关节、软组织中引起关节疼痛、炎症，这就是"痛风"。有一些因素和痛风的发作有关，比如男性比女性更容易患痛风，因为男性体内尿酸盐（痛风就是尿酸盐结晶诱发的）的总存储量是女性的 2 倍，而雌激素可以让尿酸更容易排出。高尿酸不一定就会得痛风，实际上大部分尿酸高的人从没发生过痛风。因为只有当脱水、寒冷环境等因素存在时，才会造成尿酸在关节间隙中沉淀。

（3）高嘌呤食物 = 高尿酸吗？

因为三分之一的嘌呤来源于食物，嘌呤代谢产生尿酸，所以饮食会影响血尿酸水平。嘌呤在细胞的遗传物质核酸中存在。所以只要是细胞丰富的食物包括内脏、血液制品、肉类、海鲜都富含嘌呤。所以很多血尿酸高的患者对于这些食物都只能敬而远之。

是不是吃含嘌呤高的食物就会导致高尿酸和痛风呢？答案是不一定。

第一，食物中的嘌呤含量受烹饪方式的影响。因为嘌呤可溶于水，三分之一的嘌呤会进入汤汁，导致肉汤中的嘌呤含量较高。另外，风干、腌制等方法会浓缩食物中的蛋白成分导致嘌呤含量更高。

第二，食物会不会升高尿酸，除了嘌呤含量，还和食物中所含促尿酸排泄物质的多少相关，有些食物，比如奶类，虽然蛋白和嘌呤含量高，但同时含有促进尿酸排泄的物质，所以总的作用还是降尿酸的。

第三，需要注意，果糖也会影响尿酸水平。因为果糖在肝脏代谢后也可以产生尿酸，同时果糖会减少肾脏对尿酸的排泄。含糖饮料中的果葡糖浆中含有大量果糖，水果中也富含果糖，所以喝过多的含糖饮料和吃过量的水果也容易加重高尿酸和诱发痛风。

（4）尿酸高了饮食有什么要注意的？

总体来讲，与以植物类食物为主的亚洲饮食习惯相比，以红肉类为主的欧美饮食习惯更容易出现高尿酸及诱发痛风。这是因为红肉、肉汤等食物富含嘌呤，同时肉类食物的酸负荷高，会让尿液呈酸性，不利于尿酸的排出，使尿酸容易聚集在泌尿系形成尿酸结石。但随着饮食习惯的西方化和物质的丰富，全世界高尿酸的患病率都在升高，痛风的发生也增多了，粗略计算 100 个人中有 3 个人会得痛风。

因为食物和血尿酸水平的关系比较复杂，并不是食物高嘌呤就一定等于高尿酸，所以某种食物是否会导致高尿酸，还需要看大型流行病学研究的结果，而不能直接从嘌呤的含量来推测。下面就来看看具体的食物种类和血尿酸的关系，以及怎么吃才能减少嘌呤摄入和控制尿酸升高。

蛋白类食物：肉类和海鲜嘌呤含量高。沙丁鱼、肝脏及红肉的嘌呤最高。这些食材做成的汤汁含有大量的水溶性嘌呤，所以应该减少喝肉汤及鱼汤，在煮肉、煮鱼时把汤弃去，则可减少嘌呤摄入。煎炒、烧烤等烹饪肉类的方法不会影响食物的嘌呤含量。

植物蛋白：主要包括豆制品和蔬菜。豆制品和蔬菜中的植物蛋白不会引起高尿酸。大规模的流行病学显示痛风、肉类、海鲜的摄入相关，但和总蛋白摄入量没有直接关系。有一些研究还发现，植物蛋白吃得多的人不容易犯痛风。所以，如果需要增加蛋白质摄入，又担心高尿酸，可以用植物蛋白替代部分动物蛋白。

乳制品：乳制品虽然蛋白含量高，但是流行病学研究显示，多喝牛奶、酸奶却可以减少痛风发生。这是因为，乳制品中的酪蛋白及乳清蛋白可以促进尿酸排泄。但要注意在选择乳制品时最好选择低脂的，因为全脂乳制品热量较高，多吃容易长胖，而体重大也会增加尿酸含量，并增加痛风的风险。

酒精：喝酒常常会诱发痛风。酒精一方面可以增加嘌呤生成，另一方面，酒精代谢产生的乳酸又能够阻止尿酸排出，所以非常容易造成痛风。其中啤酒比白酒更容易诱发痛风，这是因为啤酒含有鸟苷酸，鸟苷酸可以生成嘌呤。

饮料：每天喝 4 杯以上的含糖饮料，痛风的发生率会增加一倍。这是因为含糖饮料中含有果葡糖浆，果葡糖浆中的果糖含量达 55%，果糖的代谢会增加尿酸生成，而果糖在肾脏又会和尿酸竞争造成尿酸排出减少，所以特别容易造成高尿酸。天然食物中的果糖，比如水果及果汁中所含的果糖同样具有增加体内尿酸含量的作用。

其他饮料：多喝咖啡对降尿酸有帮助。研究显示咖啡的降尿酸作用似乎和其中的一种抗氧物质——绿原酸有关，但是具体的机制还不明确。

最后，不要忽略了饮水，对痛风的患者我们的第一建议就是增加饮水量，保证每日的尿量能够在 2 L 以上。高尿酸血症的患者如果想避免痛风的发作，也需要多饮水。如果水喝得不够，就会导致尿量少，尿酸排泄也会减少，同时由于血液浓缩，血中尿酸的浓度也会上升。在多喝水的同时，喝水的时机也有讲究，因为夜间睡眠时，饮食摄入停止，但不显性失水还持续存在，血液会浓缩，这时尿酸的浓度也会相对较高，为了减少高尿酸出现痛风等危害，需要注意在睡前增加饮水。尿酸盐在 pH 小于 5.5 的酸性环境中更容易析出而形成结石，所以可以通过吃碳酸氢钠或者饮用添加了碳酸氢钠的苏打水来碱化尿液，促进尿酸排出减少尿酸结石的形成。

最后，需要提醒大家，慢性肾功能不全的膳食是需要根据肾功能的水平和患者具体情况进行调整的，要结合自己身体情况及近期的换言之表，听取医生的建议，如果有条件可以请有肾病患者营养治疗经验的营养师指导。

日常生活

96　肥胖会导致肾脏病吗？

"唉，最近又胖了！"这种类似的话语我们常常听到，但"肥胖"不只是我们用来聊天的开场白，自 1997 年开始，世界卫生组织将肥胖定义为一种疾病，全世界每十个人就有一个得这种病，看看你的周围，肥胖症的病人比比皆是。

不但肥胖本身是一种病，肥胖还可以导致多种其他疾病，比如高血压、糖尿病、冠心病、脂肪肝等，不要忘了，肾脏也会受到肥胖的损害。

我们先说说什么是肥胖吧。体重指数（英文缩写为 BMI）是判断肥胖的公认标准指标，而 BMI= 体重（kg）÷[身高 (m)]^2，成人 BMI 在 25 ~ 30 kg/m^2 即为超重，BMI>30 kg/m^2 即为肥胖。成人肥胖进一步细分为：Ⅰ类肥胖，BMI 30 ~ 34.6 kg/m^2；Ⅱ类肥胖，BMI 35 ~ 39.9 kg/m^2；Ⅲ类肥胖，BMI ≥ 40 kg/m^2。

按病因不同，肥胖可分为单纯性肥胖和继发性肥胖两大类。平时我们所见到的肥胖多属于前者，单纯性肥胖是一种找不到明确原因的肥胖，这种肥胖的确切发病机制还不十分清楚。比较肯定的是，任何因素，只要能够使能量摄入多于能量消耗，都有可能引起单纯性肥胖。这些因

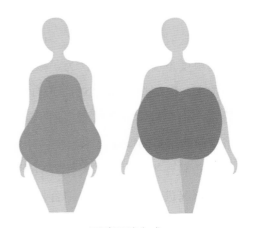

两种肥胖方式

腹部型肥胖的脂肪主要沉积在腹部皮下以及腹腔内，四肢则相对较细，又称苹果型肥胖。臀部型肥胖者的脂肪主要沉积在臀部以及腿部，又称梨形肥胖。

素包括进食过多、体力活动过少、社会心理因素、遗传因素等。继发性肥胖是指由于其他健康问题所导致的肥胖，例如下丘脑、垂体、甲状腺、肾上腺和性腺疾病引起的肥胖或者药物原因引起的肥胖，仅占肥胖的1%。

按照脂肪在身体不同部位的分布，肥胖又可以分为腹部型肥胖和臀部型肥胖两种。腹部型肥胖的脂肪主要沉积在腹部皮下及腹腔内，四肢则相对较细，又称苹果型肥胖。臀部型肥胖者的脂肪主要沉积在臀部及腿部，又称梨形肥胖。腹部型肥胖患并发症的危险要比臀部型肥胖大得多。（两种肥胖的方式）

对于单纯性肥胖，按发病年龄的不同还可分为幼年起病型肥胖及成年起病型肥胖。幼年起病型肥胖都是增生性肥胖，而且肥胖患儿脂肪细胞的数量一生都难以减少。所以有人发现2岁以前就很胖的小孩终身容易肥胖，减肥困难，幼年起病型肥胖的孩子中，有80%到成年后依旧会发胖。青春期起病的青少年脂肪细胞长数又长个儿，减肥的困难程度介于幼儿和成人之间。而成年起病型肥胖则以肥大性肥胖为主，理论上讲，减肥相对比较容易。

肥胖有什么危害呢？肥胖是健康长寿之大敌。肥胖会影响劳动力，患者行走活动都有困难，稍微活动就心慌气短，且易遭受外伤，反过来运动减少会进一步加重肥胖。伴随肥胖所致的代谢、内分泌异常，常可引起多种疾病。肥胖者糖代谢异常可引起糖尿病，脂肪代谢异常可引起高脂血症，核酸代谢异常可引起高尿酸血症等。据统计，肥胖者脑梗小与心力衰竭的发病率比正常体重者高1倍，患冠心病的危险增加2倍，高血压增加2~6倍，合并糖尿病的风险增加约4倍，合并胆石症者增加4~6倍，更为严重的是肥胖者的寿命将明显缩短。肥胖女性因卵巢机能障碍可引起月经不调。体重的增加还能使许多关节如脊椎、肩、肘、髋、足关节磨损或撕裂而致疼痛。

肥胖会导致肾脏病吗？回答是肯定的！肥胖引起肾脏损害的原因有多个方面，首先，肥胖本身会使肾脏的工作负荷增高，肾小球

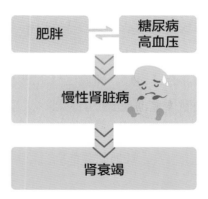

肥胖导致肾脏病

一方面肥胖可直接导致肾脏病即肥胖相关肾脏病；另一方面，肥胖和糖尿病、高血压等危险因素有关，可加重或诱发肾脏病，最终导致肾衰竭。

时刻处于高滤过、高灌注等高负荷运行状态，才能满足身体的需要，长此以往肾脏就会不堪重负。这种单纯由肥胖导致的慢性肾病，称为"肥胖相关性肾病"，可表现为不同程度的蛋白尿、肾功能不全甚至逐渐发展成尿毒症。单纯的肥胖相关性肾病在早期及时正确减重后可以得到缓解。

其次，肥胖者多并存糖尿病、高血压、高脂血症、高尿酸血症、心血管疾病和肾结石等合并症，这些合并症也会引起或加重慢性肾脏病。例如，肥胖者容易发生 2 型糖尿病，但这些患者糖尿病的症状多不典型，容易被忽略，长期在肥胖、高血糖甚至合并高血压等的共同作用下，出现肾脏损害，部分病人甚至因为严重的肾脏病进一步检查才诊断出糖尿病。肥胖可以引起高血压，高血压可以直接引起肾脏大小血管和肾小球损伤，出现蛋白尿和肾功能损害。肥胖引起的高血脂、高尿酸血症、肾结石等都是导致肾脏损害的罪魁祸首。但这些病人早期常常症状不明显，在不知不觉中，肾脏已经逐渐发展成慢性肾功能衰竭了。需要注意的是，肥胖不仅可以引起肾脏疾病，还可以加重其他原因导致的肾脏病，加快肾功能恶化；还可以使有肾脏病的肥胖患者出现更多的并发症。

不论肥胖如何导致肾脏损害，早期减肥控制体重是最根本的预防和治疗措施。待到后期出现各种并发症时，治疗就更困难了。我们提倡健康饮食及合理运动，戒烟戒酒，培养健康的生活方式。应当在医生指导下制定出个体化的科学饮食和运动方案，持之以恒，使体重达标。如果有超重或肥胖，需要早期检查血压、肾功能、血糖、血脂，同时进行尿常规筛查等，以便尽早发现肾脏损害并合理治疗。即使已经出现了肥胖导致的肾脏或其他器官损害，科学合理地控制体重也是治疗的基础，大量研究已经证实早期严格控制体重，能够减轻甚至逆转肥胖导致的糖尿病、高血压、高血脂、蛋白尿等。因此，从保护肾脏的角度出发，任何肥胖都应当积极控制体重，从而保护肾脏。

97　得了肾脏病还能运动吗？

肾脏病种类繁多，简单地可以分为急性和慢性两大类。一般来说，急性肾脏病，例如急性肾小球肾炎，急性肾功能衰竭或者急性肾盂肾炎等状况下，病人不适合进行大量运动。对于慢性肾脏病的病人而言，在病情稳定的情况下，医务人员反而常常鼓励病人积极进行运动锻炼。

那么，什么是慢性肾脏病呢？它的定义是：各种原因引起的慢性肾脏结构和功能障碍（肾脏损害病史大于 3 个月），包括肾小球滤过功能正常和不正常的病理损伤、血液或尿液成分异常及影像学检查异常，或不明原因肾小球滤过率下降（$< 60\ mL/min \cdot 1.73\ m^2$）超过 3 个月。慢性肾脏病可以由各种原因引起，例如肾小球肾炎、肾病综合征、糖尿病、高血压、高脂血症、高尿酸血症、肥胖、病毒或细菌感染、肿瘤、药物等。

运动给慢性肾脏病的患者会带来一系列好处，包括：①缓解病人的焦虑抑郁等负面情绪，提高生活质量，有助于病情恢复。人生病了，尤其是慢性病，时间长了在不同程度上可能存在心理负担，表现出焦虑抑郁情绪，情感障碍，对生活失去信心，生活质量明显下降。而这些负面情绪可能会直接影响疾病的进展，有研究表明具有高抑郁的患者，肾小球滤过功能下降更快，进展为终末期肾病或死亡的风险明显增加。一定程度的运动可以有助于缓解 CKD 患者负面情绪，改善焦虑和抑郁状态，有助于身心健康和病情恢复。②改善病人的炎症状态，提高机体免疫力，从而避免或减少感染的机会：慢性肾脏病情况下，病人存在一些微炎症状态，免疫功能较健康人低下，容易出现感染和免疫激惹；有研究发现 6 个月的常规步行运动（30 min/d，5 次 / 周）可以降低血中的炎症因子，从而起到抗炎作用，有利于提高身体的防御功能；另一方面，慢性肾脏病的发生和许多运动相关的不利因素有关，比如肥胖、高血脂、高血糖等。一定程度的锻炼可以从生活方式上减少危险因素对肾脏病的影响，有利于缓解患者病情。③降低心脑血管等重要器官并发症，延缓肾功能进展的速度，降低进入尿毒症透析的风险；心血管疾病是我们慢性肾脏病患者住院和死亡的主要原因。长期运动有利于保持肾脏血氧充足，减轻心脑血管缺血缺氧的情况。研究发现长期步行的慢性肾脏病患者的总死亡率和进入肾脏替代治疗较非步行者的风险低。总体来说，一定量的运动有利于改善患者焦虑、抑郁情绪，有利于病情的恢复，尤其对于免疫功能低下的患者，更提倡坚持一定的运动，提高免疫力，减少感染的风险；且长期运动利于预防心脑血管并发症的发生，减轻肾功能恶化，降低尿毒症的风险。

那慢性肾脏病患者该怎么进行运动呢？从运动类型来说可分为有氧运动、柔韧运动、抗组运动3种模式。①有氧运动指人体在氧气充分供应的情况下进行的运动训练。包括散步、慢跑、爬楼梯、游泳、跳舞、骑自行车等。步行是最普遍、最放松、最容易进行的健身运动之一，尤其不经常锻炼的慢性肾脏病老年患者可以选择步行作为健身的运动方式。而步行的强度包括时间和速度，要根据自己的体力和耐力进行个体化进行。骑自行车亦是一种良好的有氧健身方式，既能锻炼全身的耐力，也有助于加速血液循环，促进毒素代谢，适合有一定体力的人群，可以在平时生活中进行，比如上下班、周末休息时进行。骑车的速度根据自己的心肺功能进行。游泳相对步行、骑自行车的运动量较大，消耗较大，游泳过程中的消耗，可加速新陈代谢，促进排毒，较适合有一定锻炼基础的中青年的慢性肾脏病患者。②柔韧运动可以改善关节活动度，减少运动时受伤风险。如肩部旋转和腿部拉伸，可作为运动前热身运动和运动后拉伸运动。包括拉升、瑜伽、太极、八段锦等。而太极拳、八段锦作为中国传统运动方式，其运动量合适，可舒缓心情，有良好的养生保健功能。瑜伽可以锻炼身体的柔韧度，提高基础代谢率，促进肌肉含量，同时消除紧张、焦虑情绪，愉悦身心健康。③抗阻运动指通过克服自身重力或者拮抗外界阻力以期达到锻炼的目的，如仰卧起坐、深蹲、举重等。抗阻运动可以改善肌肉肌力，增加肌肉容积，改善慢性肾脏病患者的运动功能。抗阻训练建议从低负荷开始，逐渐增加强度，训练后不引起肌肉明显酸痛为度。

肾脏病患在慢性肾病的不同阶段是不同的，因此必须结合身体能力进行评估，以获得正确的运动计划处方。运动前测量血压、脉搏，了解是否可以进行运动，可以通过表格1中的简易运动能力测试方法进行初步测试和判断。一般说来，慢性肾脏病患者运动康复应从低强度、低频次开始，后根据自身的健康和身体状况而逐渐增加，并长期坚持。

慢性肾脏病患者简易运动能力测试方法

测试方法	测试细节	指标	评估目标
6 min 步行实验（six-minute valk test，6 MWT）	受试者在平直硬地面（已标记距离）6 min 内能够行走的最大距离。允许按照其自己的节奏，如果需要也可以休息	6 min 内步行的距离。评估有氧运动能力或体能状况，用来和最大摄氧量测试结合。通过 Borgi 评分评估劳累程度	功能能力 / 虚弱状况
坐立试验（sit-to-stand test，STS）	受试者从坐位完全站起，再完全坐下重复 30 s	记录 30 s 内完成的次数	下肢肌肉肌力和耐力
起立行走试验（timed get up and go test，TUG）	受试者坐在专用椅子上，按照要求站起并向前行走 3 m，然后转身走回去再坐下	从受试者开始从椅子上站起开始计时当其回到椅子坐下后结束计时。测量 3 次取平均值	移动 / 运动能力

慢性肾脏病患者运动建议

处方内容	有氧运动	抗阻运动	柔初性 / 灵洁性训练
频率	起始 2 次 / 周，以后加至 3~5/ 周	起始每周非连续的两天，可加至 3 次 / 周	5 次 / 周
强度	起始 RPE 11~13 分，逐渐增至 RPE 11~16 分	涉及 8~12 个（大肌群），10~15 次 60%~70%IRM	柔韧性训练时保持肌肉轻微紧张的姿势 10~30 s，建议将时间逐渐延长至 30~60 s
类型	体操、步行、骑车、游泳及其他	沙袋、弹力带或拮抗自身重力	太极拳、瑜伽、八段锦等。高跌倒风险的患者需要包括平衡性训练（2~3 次 / 周）
时间	20 ~ 60 min	每组抗阻运动动作 10~15 个，起始 2 组，以后增至 3~5 组，每组动作间休息 2~3 min	10~20 min

CKD 运动康复分为有氧运动、抗阻力运动和柔韧性运动，每种运动频率、强度、类型和时间参考表格内容。

98 得了肾脏病还能过夫妻生活吗？

　　得了肾脏病的患者多数表现为腰酸、乏力，长久以来在人们印象中，腰痛就是肾虚的表现，因而也把肾虚和性功能划上等号，其实这是一种误区，中医的肾和西医的肾是完全不同的概念，中医的肾包含了系统的功能，而西医的肾是指具体的肾脏。不但如此，许多肾脏病患者对过夫妻生活也有很多难以启齿误区，有的认为肾病的激素治疗会影响性激素造成性功能异常，从而出现阳痿、早泄或者性功能低下；有的认为性生活可能导致肾虚，加重肾脏病病情，因而不敢过夫妻生活；还有的患者受疾病的长期影响，精神和心理存在严重的负担，不愿意过夫妻生活。

　　那今天我们来科学地揭开性生活的神秘面纱吧？性欲是人类正常的生理现象和要求。性生活是指为了满足自己性需要的固定或不固定的性接触，包括拥抱、接吻、爱抚、性交等。性生活是夫妻生活的重要组成部分，是人类生存和繁衍的需要。正常的性生活不仅能协调夫妻感情，对心脏、免疫系统、疼痛及精神健康，也均有积极的作用。从现代医学角度来说，性功能和肾脏并没有直接关系，对于肾脏病患者来说，正常的性生活类似慢跑，属于轻微运动，而适当运动有助于身心健康。

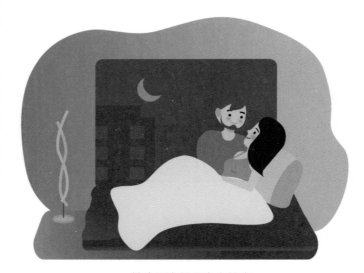

性生活有益于身心健康

对于肾脏病患者来说，正常的性生活类似慢跑，属于轻微运动，而适当运动有助于身心健康

临床上常见的肾病有尿路感染、急性肾小球肾炎、急进性肾小球肾炎、肾病综合征、慢性肾炎、慢性肾衰竭、肾移植状态等。不同肾脏病其预后不一样，有的肾脏病通过积极及时的治疗是可以完全治愈的，如尿路感染、急性肾小球肾炎；而有的肾脏病通过治疗是可以得到长期缓解并维持稳定的，如部分肾病综合征、慢性肾炎；相反的，有的肾脏病即便给予了治疗，仍然有不同程度的肾功能下降和病情的进展，最终需要靠肾脏替代治疗，如血液透析、腹膜透析或者肾移植，常见的如急进型肾炎、慢性肾衰竭。因而，对于不同类型的肾脏病及患者因疾病和身体状况的不同，在性生活方面是区别对待的。①尿路感染：尿路感染一般属于急性病，在尿路存在感染情况下，性生活是禁忌的，不节制的性生活可导致感染的进一步加重，甚至交叉感染的发生，因此我们建议尿路感染病人在治愈后方可进行夫妻生活。②急性肾炎：处于急性肾炎、急进型肾炎或病情不稳定情况下，不宜过夫妻生活，以免加重病情，不利于病情恢复。③慢性肾炎：主要表现为蛋白尿、血尿的这一类患者，若无明显心肺功能障碍，无恶性高血压情况下，夫妻生活没有完全的禁忌。④慢性肾衰：患者进入慢性肾衰，在性功能方面容易出现异常，女性患者主要表现为月经紊乱、月经过多或闭经、性高潮缺乏、妊娠困难等；男性患者主要表现为性欲减退，勃起无力，严重者发生阳痿，精子减少甚至缺乏，精子质量下降等。因此，慢性肾衰患者应注意休息和调养，只要没有严重的心力衰竭、贫血，不建议慢性肾衰患者完全禁止夫妻生活。适当的夫妻生活，反而会增加患者的信心，对维护心理健康有很好的作用。⑤肾移植：肾移植术后性生活开始的时间应取决于恢复的程度。一般而言，开始性生活应在术后3个月以上。

总体来说，肾脏和性没有直接关系，但是肾脏病本身和治疗可能和性功能有关系，肾脏病患者的夫妻生活应该根据个体和疾病情况综合考虑，保持一颗乐观积极的心情去正确面对。

99　得了肾脏病还能要孩子吗？

得了肾脏病后，许多患者可能会联想到我今后是不是不能要孩子了。其实，肾脏病并不是妊娠的绝对禁忌。但是肾脏病患者妊娠是需要有条件的。在我们了解什么时候可以要孩子之前，我们要先充分了解和认识妊娠和肾脏病之间的密切关系。

一方面由于存在肾脏病的基础，肾脏病会对妊娠产生一定的影响；而反过来，妊娠会加重肾脏病的负担。我们先来看妊娠对肾脏病的影响：正常健康女性妊娠期血肌酐的参考值为 0.4～0.8 mg/dL（35～70 μmol/l），这是由于怀孕后肾脏会发生一系列的生理性变化。肾脏体积增大，肾血流量和肾小球滤过率明显增加，使得体内代谢产物排出增加，从而引起血清肌酐、尿素氮和尿酸水平下降，其中血肌酐浓度平均下降 0.4 mg/dL(35 μmol/L)，所以妊娠期比非妊娠期血肌酐的水平是降低的。在肾脏病的情况下，妊娠可以加重肾脏的负担，肾脏便不能有效排出体内毒素包括血肌酐，即使血肌酐在正常人的正常参考值范围内，但只要超过了 70 μmol/L，医生要考虑肾功能下降了。另一方面，我们来看肾脏病对妊娠的影响：肾脏病患者的肾功能状况、是否合并蛋白尿、高血压以及药物、是否透析等，均会对怀孕的过程和结局有重要的影响。①肾功能：不同的肾功能对妊娠及其结局也有不同程度的影响，在肾功能完全正常的女性，胎儿的活产率超过 90%，有肾功能损伤的肾脏病女性容易出现不好的妊娠结局，如先兆子痫、早产儿、死产等。②高血压：当肾脏病患者的血压未控制时，胎儿存活率显著降低。③蛋白尿：肾脏病的蛋白尿会加重母亲的低蛋白血症，引起胎儿宫内发育迟缓；而血浆白蛋白下降会减少子宫内胎盘血流，胎盘灌注不足，慢性缺氧，从而引起胎儿生长受限、胎死宫内等。④药物：治疗肾脏病的药物也会对胎儿有影响，目前已明确的致畸药物如抗高血压药物如血管血管紧张素转化酶抑制剂、血管紧张素Ⅱ受体阻滞剂及一些免疫抑制剂如环磷酰胺、甲氨蝶呤、来氟米特、霉酚酸酯制剂等。因此如果要怀孕，需要停用明确致畸性的药物至少半年以上。⑤透析：尿毒症女性虽然妊娠率发生较低，0.3%~1.5%，但由于本身的激素水平异常，加之尿毒症相关的毒素累积，容易发生流产，丢失率较高。

那这样分析起来，妊娠对于肾脏病患者来说似乎是一件很困难很可怕的事情，那对于确实很想怀孕的患者，该在什么时候考虑要孩子呢？总体来说，肾脏病患者妊娠需要肾脏病的病情处于缓解情况下，一般至少半年以上。建议对于慢性肾脏病的早期，肾功能正常，血压控制正常，尿蛋白定量 < 1 g/24 h 的患者，可考虑妊娠，但仍需充分意识和了解到妊娠的风险。在哪些情况下，我们是不推荐妊娠：①在肾功能处于中晚期患者，也就是 CKD3~5 期（肾小球滤过率 <60 mL/min·1.73 m^2）要慎重考虑妊娠的风险，意外妊娠的孕妇需要肾脏病医师和高危妊娠产科医师的密切随访及相应的治疗，必要时需要终止妊娠。②高血压难以控制患者，建议暂缓妊娠，需要控制血压正常。③伴有蛋白尿患者，建议暂缓妊娠，直到治疗控制蛋白尿定量 < 1 g/24 h 只是 6 个月。④活动性狼疮不推荐妊娠，直到病情完全缓解或者病情稳定接近完全缓解至少 6 个月。⑤伴有中重度肾功能损害的糖尿病患者妊娠后会出现肾功能进行下降、蛋白尿增加风险高，不推荐妊娠。⑥考虑透析患者生育能力下降，胎儿存活率低，妊娠风险高，加之国内条件有限，目前不推荐血液透析和腹膜透析患者妊娠。

为了使肾脏病患者怀孕后无论是母亲还是胎儿都获得更好的结局，我们需要多学科的共同支持和管理，包括妊娠前、妊娠期及分娩和产后的管理。

（1）妊娠前的检测和指导。①专科医生评估病情：由肾科医生评估基础肾脏病情况，各项指标包括尿蛋白、血压、血糖、肾功能等是否稳定；若病情未控制下，表现为仍有大量蛋白尿或高血压等，不建议妊娠，应积极采取避孕措施直至病情允许妊娠，避孕措施推荐含有孕激素的制剂。②调整相关药物：受孕前 3~6 个月要使用妊娠期安全的免疫抑制获得病情的缓解，避免使用妊娠禁忌药物，同时补充叶酸。

（2）妊娠期管理。①药物管理：妊娠期某些疾病如狼疮性肾炎、血管炎、高血压都需要继续用药，这个时候我们需要使用相对安全的妊娠期可以使用的药物控制病情，免疫抑制剂包括糖皮质激素、羟氯喹、硫唑嘌呤、环孢素和他克莫司；降压药物如甲基多巴、拉贝洛尔和长效硝苯地平。②随访：由于肾脏病妊娠的特殊性，在产检过程中需要肾科医生和产科医生的密切合作、密切随访，以便早期及时发现疾病活动或者并发症,从而早期处理。肾脏方面,至少 4～6 周随访一次,后面根据肾脏病的严重程度和进展来增加监测的频率。监测的指标包括血压、肾功能、尿常规、尿蛋白定量、血糖、肝功能、血常规等,同时需要对于系统性疾病如狼疮性肾炎、血管炎等随访免疫相关的指标。

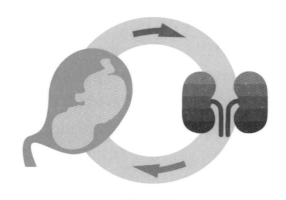

妊娠和肾脏

一方面由于存在肾脏病的基础,肾脏病会对妊娠产生一定影响;而反过来,妊娠会加重肾脏病的负担。

(3)分娩期管理:医生会在适当时机选择终止妊娠,一般会选择观察到 32 周,如 32 周前出现母亲和胎儿情况的恶化会提前终止妊娠。至于具体情况就积极配合医生吧。

(4)产后管理:由于大多肾脏病是慢性疾病,产后仍然需要对肾脏病的活动情况进行监测,比如血、尿、肾功能等方面的检查;对于服用免疫抑制剂或者降压药物的患者,医生会根据病情选择用药,同时考虑药物对母乳的影响,一般来说仅有少量的泼尼松、硫唑嘌呤和他克莫司分泌到母乳中,环孢素几乎在母乳中检测不到,母乳情况下是可以使用的;而环磷酰胺或者吗替麦考酚酯则不能进行母乳哺养;多数 RAS 抑制剂包括依那普利、卡托普利、喹那普利未在母乳中检测到,产后可以使用来降低蛋白尿。最后,肾脏病患者经历了很大风险妊娠,更要注意保持心情愉悦,避免产后抑郁症。

100   哪些肾脏病会遗传给孩子?

得了肾脏病的患者十分关心是否会遗传给下一代,在回答这个问题前,我们要了解肾脏病的种类。肾脏病的种类很多,按照起病的原因来说可以分为原发性、继发性和遗传性肾脏病。继发性肾脏病包括代谢病相关肾损害(如糖尿病肾病、肥胖相关性肾小球病、尿酸性肾病）、风湿病相关肾损害（狼疮性肾炎、血管炎肾损害）、感染相关性肾损害（如乙肝、丙肝）、药物性肾损害（对比剂肾病、马兜铃酸肾病）等；而原发性肾脏病包括各种原发性慢性肾炎、原发性肾病综合征，并排除了继发原因后诊断的。遗传性肾病，目前已知明确的疾病有遗传性肾炎（即 Alport 综合征）、薄基底膜肾病（简称 TBMN）、常染色体隐性遗传性多囊肾（简称 ARPKD）、常染色体显性遗传性多囊肾（简称 ADPKD）、常染色体显性遗传间质性肾病（简称 ADIKD）等。因此，从肾脏病的分类和原因，我们可以看出得了肾脏病不等于就得了遗传性肾病。

那是不是得了遗传性肾病的患者就一定遗传给孩子呢？总体来说，遗传性肾脏病的发病率在肾脏病中的比例相对较少，而每种遗传性肾病的遗传方式是不同的，可能是 X 染色体遗传或常染色体遗传，可能是显性遗传或隐性遗传，通俗来说，只有下一代携带了明确致病的基因且该基因是显性遗传时候才更容易得病。我们接下来了解和认识上述几种遗传性肾脏病的特点。Alport 综合征是由编码Ⅳ型胶原的 α–3 链、α–4 链和 α–5 链的基因发生突变所致。在正常情况下，这些Ⅳ型胶原的 α 链位于肾脏、耳蜗和眼部的各种基底膜中。这些

α 链的异常可导致这些部位的基底膜出现缺陷，进而引起相应的部位或器官的异常表现，包括肾脏损害、听力障碍及眼部异常。在肾脏方面，大部分患者有肉眼血尿，后期加重可以出现蛋白尿、肾功能不全；部分患者有听力障碍；视力也会受影响，出现斜视、眼球震颤、白内障等。有调查发现 Alport 综合征在终末期

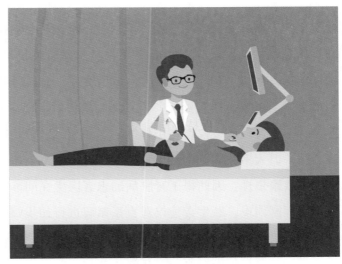

重视产前筛查和诊断

在胎儿出生前，医生应用血清学、影像学、细胞遗传和分子遗传学等方面技术进行检查，对某些先天性或者遗传性疾病作出诊断，为胎儿宫内治疗和选择流产创造条件，从而最大限度地减少异常胎儿的出生。

肾病儿童中占 3%，在终末期肾病成人中占 0.2%。Alport 综合征的遗传方式大部分是 X 连锁遗传；约 15% 常染色体隐性遗传，20%～30% 是常染色体显性遗传。薄基底膜肾病是相对常见的遗传性肾病，常常表现为家族性，常染色体显性遗传，在一般人群中的发生率可高达 5%～9%，30%～50% 的病人具有血尿的家族史，有时候家长并不重视，病情加重去医院就诊做肾活检电子显微镜检查肾小球基底膜弥漫性变薄。薄基底膜肾病的基因缺陷可能与 Alport 综合征相似，均表现为 Ⅳ 型胶原基因 COL4A3 和 COL4A4 的多种突变，但并不是所有家庭都有上述基因的突变，可能存在新的突变、新的基因位点等情况。多囊肾（简称 PKD）包括 ARPKD 和 ADPKD 两种类型。据估计，ARPKD 的发病率为 1 例 /20 000 活产儿，是位于 6p21 染色体的 PKHD1 基因突变所致。ARPKD 临床表现不一，取决于症状出现年龄以及是肝脏还是肾脏受累为主，目前常在怀孕 24 周后通过常规产前超声得到诊断。ADPKD 相当于 ARPKD 更常见，每 400～1 000 名活产中约发生 1 例，该病表现通常隐匿，许多患者如果不做体检会终生被遗漏。医生要诊断和筛查 ADPKD 通常依赖肾脏的影像学检查，比如超声或者 CT 提示肾脏增大，以及两侧全肾散布的多发性囊肿。约 85% 的 ADPKD 家族存在 16 号染色体的 PKD1 基因异常，其余患者存在 4 号染色体的 PKD2 基因缺陷。ADIKD 是一种罕见的异质性遗传疾病。在美国，大约有 200 个家族罹患此病。ADIKD 是常染色体显性遗传，和多个基因突变有关，如编码尿调素 Tamm-Horsfall 蛋白的 UMOD 基因突变、编码肾素的 REN 基因突变、编码黏蛋白 1 的 MUC1 基因突变。ADIKD 的肾脏疾病进展缓慢，肾功能受损通常出现在青少年期，常规尿检无明显异常，无蛋白尿或仅存在极轻微的蛋白尿，肾脏超声检查中可能观察到肾髓质囊肿，但大多数病例中无该病变。总体来说，上述这些遗传性肾脏病通常表现为家族聚集性，因此得了肾脏病的患者医生在问诊时候通常会询问有无家族史，如有家族史，医生会建议对直系亲属进行初步筛查，包括血、尿常规、肾功能及影像学检查等，以便对某些遗传性肾脏病早期及时诊断。

另一类非遗传性肾脏病，从遗传学角度并没有明确、直接相关的遗传基因致病，但有的患者家族中可能表现一定的家族聚集性，也就是说同一家族里面部分人患了相同的疾病，比如 IgA 肾病（简称 IgAN）、局灶节段性肾小球硬化（简称 FSGS）、狼疮性肾炎等。这些疾病在临床表现有种族差异和或家族聚集性，而且目前研究发现遗传因素在一定程度上影响疾病的发生，但并不是所有亲属都发病，说明还存在其他决定发病的因素。因此，当患者患有这些非遗传性肾脏病，且家族中有相同的人也得了同样疾病的时候，可以在医生指导下进行相应的基因筛查，帮助了解有无遗传相关因素导致发病。

由此看出，目前只有少数确定的遗传性肾脏病如 Alport 综合征、多囊肾、薄基底膜肾病等，由于不同遗传方式和特点可能会遗传给孩子。但是我们不要因此而恐慌畏惧，现代医学的快速发展，尤其产前诊断可进行相关基因的检测，帮助我们明确下一代发病的概率，从而指导孕期的基因诊断，指导优生优育。